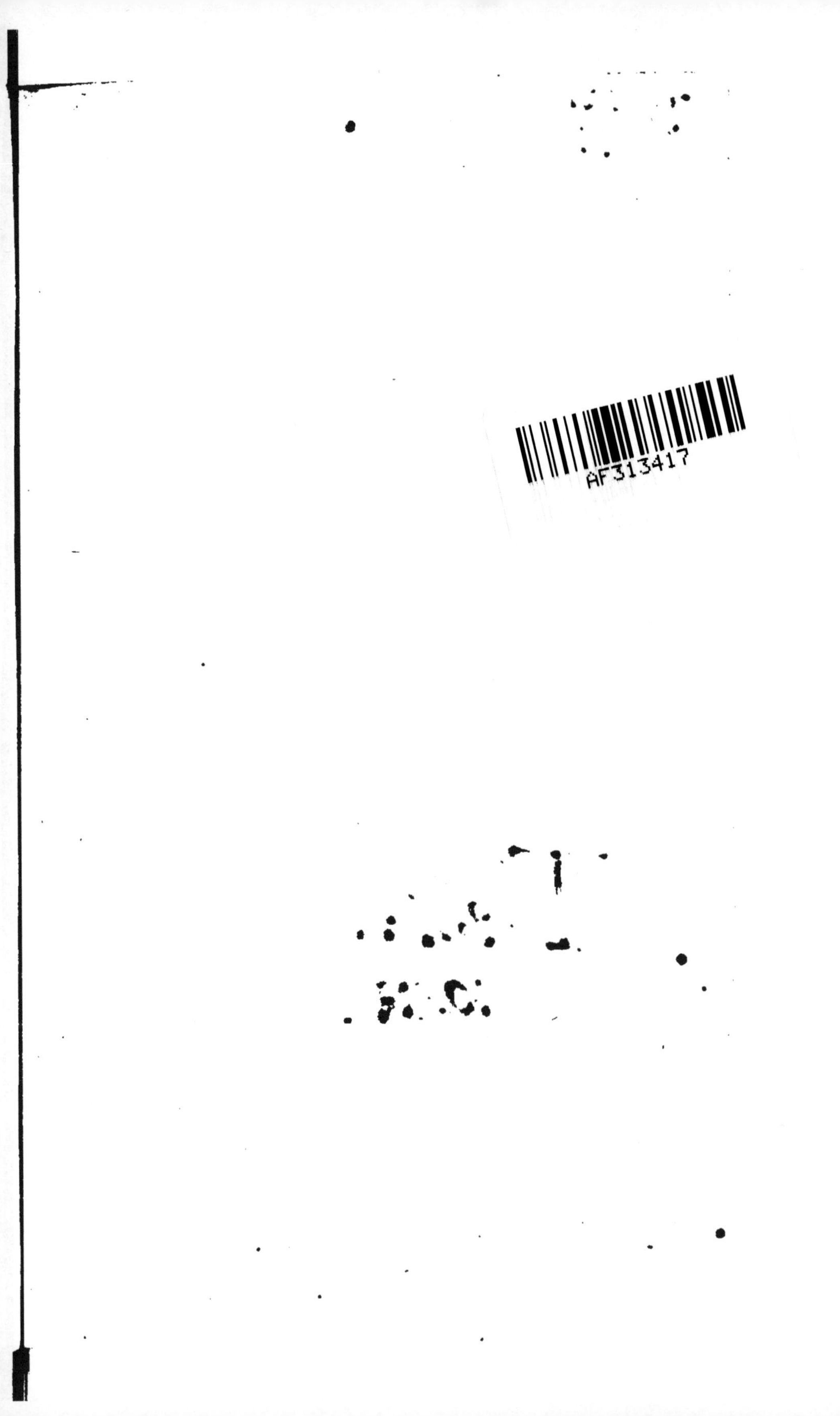

Te $\frac{121}{77}$

T 3420,
10 N.

L'ART
DES
ACCOUCHEMENS,

PROPRE aux Instructions élémentaires des Éleves en Chirurgie, nécessaire aux Sages-Femmes pour leur indiquer les cas où elles peuvent opérer, et ceux où elles doivent mander les Hommes de l'Art.

OUVRAGE DIDACTIQUE,

ÉGALEMENT fait pour les personnes qui desirent s'instruire des moyens de soulager l'humanité souffrante.

PAR Mᵉ. JOSEPH-CHARLES GILLES DE LA TOURETTE, ancien Éleve de l'École-pratique de Chirurgie de Paris, Maître en Chirurgie, et Démonstrateur Royal de l'Art des Accouchemens à Loudun, Prévôt en charge de sa Compagnie.

Festinatio homicidii prohibere nasci.

C'est un homicide prématuré de porter obstacle (soit par ignorance ou par malice) à la naissance d'un enfant.

TOME PREMIER.

A PARIS,

Chez LE CLERC, Libraire, Quai des Augustins.
Et à ANGERS,
Chez PAVIE, Imprimeur-Libraire, rue St.-Laud.

AVEC APPROB. ET PRIVIL. DU ROI, 1787.

ERRATA

DU TOME PREMIER.

Page 3, ligne 15, *impubaires*; lisez *impuberes*.

Page 4, ligne 7, *est*; lisez *en*.

Page 5, ligne 9, *troncs*; lisez *trous*.

Page 7, lignes 13 & 14; *mais parce qu'il n'a pas par-tout la même étendue*; lisez, *mais parce qu'ils n'ont pas tous la même étendue.*

Page 8, derniere ligne, *cotyloïde*; ajoutez *droit*.

Page 14, ligne 13, *ischiaques*; lisez *ischiatiques*.

Page 49, troisieme ligne de la note, *obuutissent*; lisez *aboutissent*.

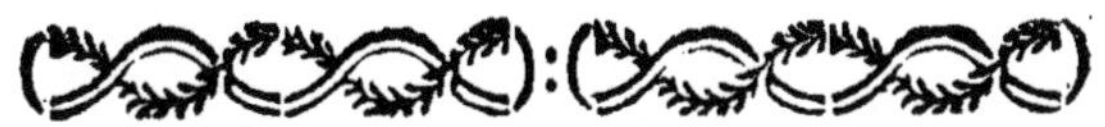

ÉPITRE
DÉDICATOIRE.

A

MONSIEUR

DU MOUSTIER DE LA FOND;

Ancien Maire de Loudun, Avocat du Roi au Bailliage de la même Ville.

MONSIEUR,

Cet Ouvrage ne pouvoit gueres paroître que sous vos auspices. Vous lui avez, en quelque sorte, procuré le jour. Sans vous il n'auroit jamais eu d'existence. Si, en qualité de Maire, vous ne m'aviez fait l'honneur de me charger du soin de faire des leçons à nos Sages-Femmes, il ne me seroit jamais venu dans la pensée d'écrire pour leur instruction. Cet Ouvrage est donc plus à vous qu'à moi. Souffrez donc, Monsieur, que je vous le dédie, comme un foible hommage que je crois devoir rendre au zele que vous avez fait paroître pour un établissement qui fait tant d'honneur à l'humanité du Prince qui nous gouverne, et à la vôtre; et que je me dise avec respect,

MONSIEUR,

Votre très - humble et très obéissant serviteur

GILLES DE LA TOURETTE.

AVERTISSEMENT.

Ce n'est pas par un motif de vaine gloire que je me suis déterminé à donner cet Ouvrage au Public. D'autres raisons, que l'on verra plus bas, m'y ont engagé.

Ce n'est qu'après avoir fait une étude particuliere de l'Art des Accouchemens, dans les meilleurs Auteurs, et l'avoir exercé avec quelques succès, que j'en donne des leçons. Eh! peut-on trop écrire en faveur d'un art si utile à l'espece humaine, qui tend a aider l'homme dans sa naissance, à le sauver, ainsi que la mere, d'une infinité d'accidens qui deviennent presque toujours mortels, faute de les avoir connus, prévenus, détruits dans les commencemens?

J'emploie donc mes propres lumieres et celles d'autrui. A leurs observations j'ai cru devoir quelquefois joindre les miennes. J'ai rapporté mes propres expériences, et celles que d'autres ont fait : rien n'étant plus utile, pour se bien conduire, que ce qu'on éprouve soi-même, et ce que d'autres ont pareillement éprouvé. J'ai blâmé sans ménagement ce qui m'a paru blâmable, et approuvé ce que j'ai cru utile. C'est ce qu'on a coutume de faire, quand on ne cherche que la vérité.

Je n'ai fait, pour ainsi dire, qu'un Précis; parce qu'un plus long Ouvrage eût immanquablement rebuté ceux et celles pour qui j'écris ; et j'aurois été, de plus, au - delà du but que je me suis proposé. D'ailleurs, l'organe de la mémoire étant un des plus essentiels à ménager ; on ne doit pas le surcharger de trop de choses, sur - tout quand on est encore jeune , et que l'on commence l'étude d'une science où il y a beaucoup d'objets à saisir. Tels sont les Eleves en Chirurgie, qui entrent dans la carriere d'un art où il y a tant de choses à apprendre , et dont on a raison de dire; *ars longa , vita brevis : L'art est long, et pour l'apprendre la vie est courte ;* ou , que, naturellement, les facultés *intellectuelles* ne sont pas d'une grande étendue, comme sont la majeure partie des sages-femmes ou accoucheuses, qui , pour l'ordinaire , ne sont capables ni d'une longue attention , ni d'une étude profonde et appliquante.

En conséquence , en faisant cet Ouvrage qui est purement didactique (1), je me suis étudié à être clair et précis. J'ai évité les longues digressions , et les questions inutiles qui sont de pure spéculation , et ne tendent à rien pour l'opération et la pratique.

J'ai eu une triple intention en mettant cet Ouvrage au jour.

La premiere , de favoriser MM. les

____

(1) Ouvrage qui n'a pour but que d'instruire, de donner des préceptes et des leçons.

Eleves en Chirurgie, en leur donnant les premiers rudimens de l'Art des Accouchemens. Ils y verront, d'une maniere assez intelligible, les préceptes généraux et particuliers de cette partie, si utile, de l'art de guérir, tels qu'ils sont adoptés et enseignés par nos grands maîtres. Cela les mettra en état d'entendre ces maîtres dans les écoles où ils professent, ou de lire avec fruit leurs savans ouvrages, où ils traitent, dans toute son étendue, l'importante matiere dont nous ne donnons qu'une esquisse.

Ils y trouveront quelquefois des détails minutieux, et des définitions de termes dont ils n'auront pas besoin. Qu'ils ne s'en formalisent pas ; je n'écris pas pour eux seuls ; j'écris également pour les accoucheuses, et autres personnes à qui la plupart des choses et des termes sont inconnus.

Ma deuxieme intention est que me trouvant chargé, par état, de faire des Cours d'Accouchemens en faveur des sages-femmes de la Province où je réside, je les ai principalement en vue dans cet Ouvrage. Mon dessein a été qu'elles eussent sous leurs yeux, en écrit, les leçons que je leur aurois donné de vive voix. Trop heureux, si, travaillant de toute maniere à leur instruction, je puis remédier à tant d'accidens, que cause chaque jour leur impéritie.

Car (il ne faut pas se le dissimuler) l'ignorance est extrême dans les personnes de cet état ; et ce qu'il y a de plus fâcheux encore, c'est que cette ignorance est souvent fomentée, soutenue, autorisée par certains chirurgiens, qui, par l'appât du gain, reçoivent des sages-femmes, qu'ils savent n'être pas instruites, les détournant de se faire instruire, rendant par-là inutile la sage précaution que le meilleur des Rois, le plus ami de l'humanité, le plus porté à la bienfaisance, a daigné prendre pour conserver la vie à une infinité de ses sujets, en établissant des écoles publiques, où vinssent prendre des leçons les personnes de l'autre sexe, qui se destinent elles-mêmes, ou qu'on destine à l'état d'accoucheuses, qui tiendront, entre leurs mains, la vie de tant de mères et d'enfans. Je ne sais par quelle fatalité, avec les meilleures intentions de faire le bien, ce bien ne se fait pas, à cause des obstacles que des méchans ont coutume d'y mettre, qu'on n'a pas pensé à prévenir, et qu'on ne se met pas en devoir de réprimer, parce qu'on les ignore. Je voudrois donc, pour ne parler encore que de celui dont je viens de me plaindre, qu'il eût été défendu à quiconque croit avoir le droit exclusif de recevoir des sages-femmes, de le faire sans une attestation en bonne forme, et duement légalisée du Démonstrateur, qui

certifieroit du cours d'étude, assiduité
et capacité de ses éleves.

Outre ce premier obstacle qu'éprouve la
bonne et louable intention de Sa Majesté
(on me permettra de le dire), MM. les
curés de campagne qui sont priés annuelle-
ment de nous adresser des sujets, ne s'en
donnent gueres la peine ; et les Seigneurs
de Paroisse qui sont invités par le Gouvernement à fournir la subsistance à leurs
vassales, pendant le court espace de temps
qu'elles passent à faire leur cours, ne
répondent pas davantage à cette invitation.

Pour moi, dont la fortune est médiocre, je me borne à remplir mes devoirs
du mieux que je peux ; je m'applique à
répandre la lumiere, à dissiper les pré-
jugés, à détruire les erreurs, à former
de bons sujets ; et j'ai quelquefois la satisfaction d'y réussir.

Me défiant, avec juste raison, de l'in-
telligence de nos accoucheuses, qui, pour
la plupart, sont des êtres grossiers, je me
suis expliqué avec le plus de clarté qu'il m'a
été possible ; et obligé d'employer souvent des termes de l'art, j'ai eu l'attention de leur en donner l'explication. On
verra, dans toutes les rencontres, que
je les conduis, pour ainsi dire, par la
main, et que j'entre avec elles, et pour
l'amour d'elles, dans les plus minces détails. C'est ce qu'on ne manque jamais de
faire, quand ce n'est pas pour sa propre

gloire qu'on écrit, mais uniquement pour l'utilité de ceux pour qui l'on écrit.

Enfin, ma troisieme intention est manifestée par le titre même de l'Ouvrage. Elle est telle, que je desirerois que l'art d'accoucher devînt commun et usuel pour toute sorte de personnes qui savent lire, et qui ne sont pas dépourvues d'entendement ; afin qu'au défaut d'accoucheurs et d'accoucheuses, qu'on éprouve quelquefois à la campagne, on pût en servir, sur-tout, quand le besoin est pressant.

J'ai eu d'autant moins de peine à me livrer à cette idée consolante, que le goût de notre siecle est de s'intéresser à tous les genres de sciences, et de vouloir entendre tous les arts. Celui des accouchemens seroit-il le seul pour qui l'on fût indifférent ? Je desirerois donc que chacun en sût assez, pour juger du cas où se trouve une femme que les douleurs de l'enfantement saisissent subitement, pour lui prêter du secours, et connoître encore quand il est nécessaire d'appeller l'homme de l'art.

J'indique, en conséquence, les accidens où les personnes qui ne sont pas de l'art, peuvent remédier avec nos instructions ; puis ceux auxquels elles ne peuvent parer ni les détruire, faute des connoissances qui leur manquent, et que nous ne pouvons leur donner dans cet Ouvrage. A l'égard de ces derniers accidens, je les indique avec d'autant plus de soin, qu'il y en a beaucoup que le peuple ignore, et qui font bien souvent périr la mere et l'enfant, n'ayant pas su les connoître, pour appeller le chirurgien, qui étoit le seul qui pouvoit les détruire. Et, d'ailleurs, ce n'est qu'après avoir reconnu un accident, qu'on mande l'homme de l'art de guérir.

Je travaille donc, par ce moyen, à rendre un grand service à l'humanité, à laquelle nul ne doit être insensible ; tous devant, en cela, avoir les sentimens du philosophe Séneque, et tenir le même langage que ce grand homme :

Humanum à me nihil alienum puto.
Rien de ce qui concerne l'humanité ne m'est étranger.

Pourquoi ne mettroit-on pas l'Art d'Accoucher, à la portée de tout le monde, pour en faire usage en cas de nécessité ; après que de grands médecins ont bien mérité du public, en mettant l'art médical à la même portée, par la composition et la divulgation de Traités Médicaux, qui apprissent aux plus simples à se guérir eux-mêmes de certaines maladies, et en guérir les autres. Qui ne connoît pas l'Avis au Peuple de M. Tissot ; ouvrage tant estimé, et que notre Gouvernement fit distribuer dans toutes les paroisses, il a quelques années, pour le soulagement des peuples ? Qui ne connoît pas encore (sans parler de beaucoup

d'autres ouvrages similaires) la Méde-
cine domestique du célebre Buchan, en-
richie d'excellentes notes du savant médecin Duplanit, et qui a les mêmes vues que
l'Avis au Peuple.

Je n'ai donc rien innové en rendant
mon Ouvrage populaire ; il ne me reste
qu'à desirer qu'il soit utile au genre humain ; c'est l'unique objet de mes vœux.
On le verra encore plus clairement par un
second Ouvrage qui suivra de près celui-
ci , intitulé Hygienne, ou l'Art de vivre
en santé. Parvenu à ce dernier but , j'au-
rai enseigné les moyens d'aider l'homme
dans sa naissance , et ceux de le maintenir en santé jusqu'au terme de sa vie.

Mes Lecteurs voudront bien donner leur
attention à la Ire. Partie de cet Ouvrage ,
qui sert de fondement aux quatre autres ;
sans quoi elles leur deviendroient inutiles.
Si les premieres notions viennent à s'effacer de leur mémoire , qu'ils n'y manquent pas d'y revenir , à chaque fois ,
par le moyen de la Table , qui leur in-
diquera où ils pourront retrouver ce qui
leur aura échappé. Ils voudront bien
trouver bon que je les renvoie à cette
Table , qui a été dressée avec beaucoup
de soin. J'éviterai , par-là , les frais d'une
analyse qui me tiendroit trop long-temps ,
outre qu'elle seroit absolument analogue
à la Table.

Fin de l'Avertissement.

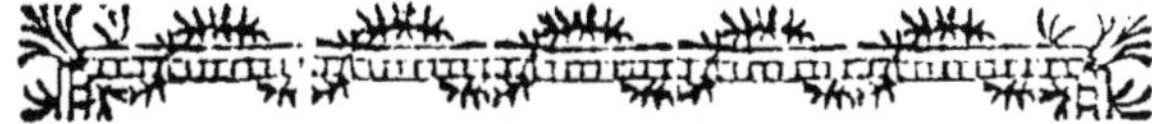

TABLE
DES MATIERES

Contenues dans le Tome Ier.

Pages

Pages

Fin de la Table du Tome Ier.

L'ART DES ACCOUCHEMENS.

PREMIERE PARTIE.

Des parties de la Génération dans les Femmes.

LES personnes qui se destinent à l'art d'accoucher, doivent d'abord connoître les parties sur lesquelles elles se proposent d'opérer. Ces parties sont celles de la génération, qu'on divise en dures et molles : les dures sont les os ; les molles sont les chairs.

A

CHAPITRE PREMIER.

Des parties dures de la Génération à l'égard des Femmes.

I. *Cavité ou Bassin formé par lesparties dures.*

LES os ou parties dures qui servent à la génération, forment, par leurs assemblages, une cavité qu'on nomme bassin, qui est situé au dessous du tronc, c'est-à-dire, au dessous de la poitrine et du bas-ventre, auxquels il sert de soutien, ainsi qu'aux parties molles de la génération, et lui-même est soutenu par les os des cuisses nommés *fémurs.*

II. *Nombre des os qui composent le Bassin.*

Le bassin d'une femme adulte est composé de quatre os, qui sont deux grands os *innominés*, ou les os des hanches ; l'os *sacrum*, et le *coccix.*

III. *Os des Hanches.*

Chaque os des hanches est formé de trois pieces, dont la premiere, qui est la supérieure, s'appelle *ilium* ou os des isles, qui signifient flancs ; la deuxime ou inférieure, *ischi n* ; la troisieme, qui est en devant, s'appelle *pubis*, vulgairement os barré.

Comme ces trois pieces ne se font appercevoir sensiblement, que dans les jeunes sujets, et que dans les adultes elles sont unies ensemble, de maniere à ne former qu'un seul os, je me bornerai à démontrer chaque os des hanches seulement, outre qu'on voit bien que je ne dois parler ici que des os qui forment le bassin des femmes, et non des impubaires.

On a dit que les os des hanches étoient au nombre de deux, un de chaque côté. On considere à chacun de ces côtés, ou plutôt à chacun de ces os une face interne, ou en dedans ; et une externe, ou en dehors. La face interne est enfoncée supérieurement, et on nomme cet enfoncement, fosse iliaque. On y remarque aussi un grand trou, qu'on nomme ovaire, parce qu'il est en ovale (1).

A la face externe de chacun de ces os, on voit qu'elle est un peu élevée et

----

(1) On appelle ovale, tout cercle oblong. C'est la forme de l'œuf, et ce mot en est tiré.

unie : on y voit un grand trou rond , qui n'est point percé de part en part , que l'on nomme cavité cotyloïde. C'est à cette cavité , que s'articulent les os des cuisses.

On remarque aussi à chaque os des hanches quatre bords ; un supérieur, un inférieur ; un est devant, un par derriere.

Le bord supérieur est celui qu'on nomme la crête des os des hanches. Dans le bord de devant, on voit deux éminences, qu'on nomme épines, dont une est supérieure, et l'autre inférieure. Au bord de derriere , on voit une échancrure appellée ischiatique, et une épine qui porte le même nom. Enfin, dans le bord inférieur, on apperçoit une grosse éminence nommée tubérosité de l'ischion. C'est sur chaque tubérosité des os des hanches qu'on est appuyé quand on est assis.

IV. *Os Sacrum.*

L'os sacrum est celui qui forme en grande partie le derriere du bassin. On y considere deux faces ; la face de derriere, et la face de devant : on y considere aussi trois bords : dont l'un est appellé droit, l'autre gauche : c'est à ces deux bords, que s'articulent les os des hanches, comme on l'expliquera plus bas : un troisieme enfin, qu'on nomme supérieur, où s'articule la derniere vertebre des lombes , qui forment en partie l'épine.

La figure de l'os sacrum est comme pyramidale ; c'est-à-dire, qu'elle se termine en pointe : la face de devant est enfoncée, et son enfoncement ne doit pas avoir plus d'un pouce ; la face de derriere est courbée et inégale. On voit à chacune de ces faces un double rang de troncs, quatre ou cinq à chaque rang.

La longueur du sacrum est ordinairement de quatre pouces : sa largeur vers son bord supérieur, en devant, est aussi à-peu-près de quatre pouces.

V. *Coccix.*

Le coccix , ou l'os du croupion , est un petit os qui se termine en pointe , joignant , par sa partie la plus large , à la pointe de l'os sacrum. Cet os étant mobile , dans son articulation , recule dans l'accouchement , comme on le fera remarquer ailleurs. Son nom est Grec , qui signifie Coucou , parce qu'il ressemble au bec de cet oiseau.

V I. *Articulation de ces os.*

Ces os que je viens de démontrer succinctement , sont articulés , et attachés entre eux , par des ligamens ou petites cordes , et par des cartilages , qui sont

des parties d'une substance blanchâtre,
souple, beaucoup moins dure que les os,
et qui les unit intimement ensemble. Les
os des hanches sont articulés entre eux
en devant; et l'articulation qu'ils forment s'appelle symphyse (1) du pubis,
au bas duquel on voit une grande échancrure, que l'on nomme arcade du pubis.
Les os des hanches sont encore articulés
en arriere avec les bords droit et gauche
du sacrum; et les deux articulations qu'ils
forment, s'appellent articulations ou symphyses sacro-iliaques.

Articulation du Coccix.

Le coccix est aussi articulé en arriere;
et cette articulation, comme on l'a dit,
a un mouvement, au lieu que les trois autres n'en ont point.

VII. *Articulation du Bassin. Ligamens
sacro-ischiatiques.*

Le bassin est articulé supérieurement
par le bord supérieur du sacrum, avec
la derniere vertebre lombaire, et infé-
rieurement avec les os des cuisses. On
observera que je n'entends parler ici que
du bassin frais, c'est-à-dire, qui n'est

---

(1) Ce mot est Grec, et signifie assemblage de
deux choses. C'est donc l'assemblage de deux os,
qui paroissent n'en faire qu'un.

point décharné , et qui est tapissé de
ses parties molles , que je décrirai plus
bas. Je dirai seulement, quant à présent ,
qu'on y considere deux ligamens très-
forts , qu'on nomme sacro-ischiatiques ,
un de chaque côté du bassin. Ils partent
l'un et l'autre de la partie droite , et de
la partie gauche du sacrum , et vont s'attacher aux tubérosités de l'ischion , situées à
chaque bord inférieur de l'os des hanches.

VIII. *Grand et petit Bassin.*

On divise le bassin en grand et petit ;
non que cela forme, à proprement parler ,
deux bassins ; mais parce qu'il n'a pas
par-tout la même étendue.

Grand Bassin.

Le grand bassin est le plus élevé. Il
est formé en arriere par les deux dernieres vertebres , et la partie supérieure du
sacrum. Sur les côtés il est formé par la
moitié supérieure des os des hanches , et
en devant par la peau , la graisse , les
chairs , etc. Le grand bassin doit avoir
neuf pouces entre chaque épine supérieure du bord de devant des os des hanches , et trois pouces un quart de profondeur, pris du milieu de la crête des os
des hanches , jusqu'au bord rond qui sépare
le grand bassin d'avec le petit , et qu'on
appelle marge ou ligne de démarcation.

A 4

Petit Bassin.

Ce petit bassin est formé, en arriere, par le sacrum et le coccix ; sur les côtés, par une portion de la moitié inférieure de chaque os des hanches , qu'on appelle ischion, avec les ligamens sacro-ischiatiques ; et en devant , par les deux autres parties inférieures nommées les pubis.

La profondeur du petit bassin , en devant, est d'environ deux pouces ; sur les côtés , et en arriere , d'environ quatre pouces.

On considere au petit bassin trois choses : son entrée , ou détroit supérieur ; sa cavité , sa sortie , ou détroit inférieur. C'est principalement du petit bassin , qu'on doit s'occuper , à cause de la sortie de la tête de l'enfant.

L'entrée ou le détroit supérieur du petit bassin , frais et bien conformé , a une figure ovaire.

I X. *Dimensions du petit Bassin.*

On y considere trois dimensions ou espaces , qui sont : 1°. un antérieur, qui s'étend depuis la symphyse du pubis, jusqu'au milieu de l'os sacrum : 2°. un transverse, qui s'étend du milieu d'un des os des hanches, à l'autre : 3°. un oblique, qui s'étend depuis le derriere de la cavité cotyloïde, jusqu'à la symphyse sacro-iliaque gauche, ou de la symphyse droite, jusqu'au derriere de la cavité cotyloïde gauche. Le diametre antérieur, ou en devant, a trois pouces ; le latéral, trois pouces et demi ; l'oblique, quatre pouces et demi.

Dans un fœtus (1) à terme, bien conformé, la tête a quatre pouces de longueur, depuis le front jusqu'au derriere de la tête, et trois pouces et demi de largeur, depuis le milieu d'un côté de la tête, au milieu de l'autre. Par-là on doit juger, que quand il faudra tirer l'enfant par les pieds, dans un accouchement contre nature, il faudra placer la tête au détroit supérieur, la face regardant une des symphyses sacro-iliaques, et par conséquent, le derriere répondant au derriere de l'une des cavités cotyloïdes. Par-là la tête se trouvera placée de maniere, que la plus grande largeur se trouvera dans le plus grand diametre du détroit supérieur, et sortira plus facilement.

La cavité du petit bassin est l'espace compris entre le détroit supérieur et inférieur. Elle a plus de diametre, sur-tout de devant en arriere, à cause de la courbure du sacrum, que n'en ont les détroits supérieur et inférieur.

---

(1) On appelle fœtus, l'enfant qui est encore dans le ventre de la mere.

Le détroit inférieur du petit bassin a trois pouces et demi de largeur en tout sens. Mais cette largeur seroit-elle suffisante pour donner passage à la tête de l'enfant, puisqu'elle a quatre pouces ? Non assurément. Mais on doit se souvenir que j'ai dit que le coccix étoit articulé avec mobilité à l'os sacrum ; ce qui fait qu'il recule de près de trois quarts de pouce, et augmente, par ce moyen, le diametre de devant en arriere du détroit inférieur. Alors en plaçant la tête de l'enfant, la face tournée vers le coccix, elle sera dans sa plus grande largeur, dans le plus grand diametre de la sortie du petit bassin. C'est la tête elle-même, la face tournée vers le coccix, qui force cet os à se porter en arriere ; comme on le dira plus bas.

Voilà en précis la démonstration du grand et du petit bassin bien conformé, et tel qu'il doit être, pour que l'enfant y puisse passer avec une tête ordinaire.

X. *Vices ou défauts de conformation du grand et du petit Bassin.*

Je vais parler actuellement des vices qui se rencontrent quelquefois dans le grand et le petit bassin, ou, ce qui revient au même, de leur mauvaise conformation ; ce qui n'arrive jamais, sans que la vie de la mere et de l'enfant soit en danger.

Vices du grand Bassin.

Les vices du grand bassin sont d'abord, en arriere, lorsque les deux ou trois dernieres vertebres (1) ombaires inclinent trop sur le devant, soit à droite, soit à gauche ; ou bien lorsqu'elles se portent trop en arriere. En outre, le grand bassin sera vicié sur les côtés, si les épines en devant des os des hanches sont trop recourbées en dedans, ou trop rapprochées les unes des autres, et qu'elles aient moins de neuf pouces d'écartement. Il sera encore vicié, si les crêtes des mêmes os des hanches sont trop rapprochées l'une de l'autre ; enfin, si les fosses iliaques sont trop applaties, et qu'elles n'aient pas leur enfoncement ordinaire.

Lorsque tous ces accidens se trouvent réunis, alors le développement du corps

______

(1) On donne d'abord le nom de vertebre à une sorte d'os qui s'emboîtent l'un dans l'autre, pour composer l'épine du dos, et qui s'étendent depuis le haut du col, jusqu'au croupion. Le col a sept vertebres ; le dos, 12 ; les lombes, cinq : ces dernieres sont immédiatement au dessus de l'os sacrum. Le mot lombes vient du mot latin *lumbi*, qui signifie reins ; et vertebre, du mot *vertere*, tourner ; parce que c'est par leur moyen que le corps se tourne.

de la matrice ne se fait point sur les côtés, au temps de la grossesse ; il se fait au fond, et la matrice vient toucher l'estomac ; ce qui cause des vomissemens violens, des toux, des défauts de respiration, etc. etc. etc. La femme se sent très-gênée, et comme quelque chose qui la serre ; elle ne peut rester couchée dans certaines situations ; l'enfant se trouve aussi beaucoup gêné, ce qui le fait sortir avant terme. Ni saignées, ni autres remedes ne font rien ici. Il n'y a que l'accouchement qui puisse mettre fin aux maux de la mere et de l'enfant.

Le grand bassin peut aussi quelquefois se trouver trop large ; et dans ce cas, il n'y a rien de fâcheux à craindre ; bien qu'un célebre accoucheur m'ait voulu faire entendre, que cela empêchoit la matrice de s'élever dans le ventre, s'élargissant sur les côtés ; d'où provenoit la compression des muscles (1) et des vaisseaux, l'engourdissement des cuisses et des jambes, l'enflure, la difficulté de marcher et d'uriner ; d'aller à la selle, les hémorroïdes, enfin. Il me dit plus, que l'enfant se trouvoit ordinairement en travers, pré-

------

(1) Les muscles sont des parties organiques du corps animal, charnues et fibreuses, qui servent aux mouvemens naturels, en sorte que, sans eux, nous serions sans mouvement.

sentant, lors de l'accouchement, la poitrine ou le dos, ou un des côtes. N'en déplaise à cet habile homme, pour qui néanmoins je conserve beaucoup d'estime; j'ai bien vu tous ces accidens; mais je n'ai jamais pu les attribuer à la trop grande largeur du grand bassin.

Vices du petit Bassin.

Les vices du petit bassin sont plus fâcheux, puisque pour l'ordinaire ils mettent en très-grand danger la vie de la mere et de l'enfant, quand le temps de l'accouchement est venu. Quels sont-ils donc ces vices? Ce sont:

1°. Ceux de l'entrée, ou détroit supérieur; lorsque la partie supérieure de l'os sacré s'avance trop en dedans, vers le pubis; ou bien lorsque le pubis se rapproche trop de l'os sacrum, ce qui retrécit l'entrée du petit bassin, et empêche que la tête d'un enfant à terme y passe, malgré les contractions de la matrice. C'est dans ce cas embarrassant qu'il faut appeller promptement un chirurgien habile, afin de terminer l'accouchement avec les instrumens de son art, ou par la voie de l'opération césarienne (1).

---

(1) On appelle opération césarienne, l'incision par laquelle on fait accoucher une femme, lors-

2°. Les vices du petit bassin sont, lorsque l'os sacrum est trop applati, et qu'il n'a pas son enfoncement naturel: ou qu'il est trop enfoncé. Dans le premier cas, la tête de l'enfant a encore beaucoup de peine à passer ; et c'est encore le cas d'appeller le chirurgien. Dans le second, le commencement et la fin du travail sont très-longs ; mais l'accouchement se fait toujours.

3°. La sortie, ou détroit inférieur du petit bassin, est vicié, lorsque les épines ischiaques se portent trop en dedans, ou que les tubérosités des ischions sont trop rapprochées l'une de l'autre ; enfin, lorsque la pointe, ou partie inférieure du sacrum, est trop portée en dedans. Alors

---

* qu'elle ne peut être délivrée de son fruit par les voies naturelles. On peut donner deux étymologies à ce nom : la première, en le tirant du verbe latin *cædere*, couper ; la deuxieme, du nom de César, qui vint au monde par cette voie, et qui ne porta le nom de César, que pour cette raison. On a prouvé, par de bonnes raisons, et encore plus par de bonnes observations, que cette opération se pouvoit faire avec succès sur une femme vivante. Elle fut faite à Paris, en 1740, sur une femme âgée de trente-sept ans, de la taille de trois pieds un pouce, avec tout le succès possible. On nomme les enfans, ainsi nés, *Cæsares* ou *Cæsones*, à *cæso matris utero* : tels qu'ont été César, Scipion, Manlius, Edouard VI, Roi d'Angleterre. *Encyclop.* T. 6, *in-8o.* p. 711.

tous ces vices réunis, ou divisés, diminuent la sortie du petit bassin ; et la tête de l'enfant, si elle bien conformée, ne peut y passer ; et c'est le troisieme cas où l'on a besoin du chirurgien.

4°. Le petit bassin peche aussi quelquefois par trop de largeur ; et dans ce cas la femme est menacée d'une descente de matrice avant la grossesse, et pendant le travail de l'enfantement. Dans pareil cas, dit M. Levret, « le col de la matrice s'allonge au point, que, si l'orifice de cet organe résiste beaucoup et long-temps à la dilatation, il peut quelquefois être poussé si avant, que le col, chargé de la tête de l'enfant, sorte entierement du corps de la femme, bien que l'enfant soit à terme ».

Si ce n'étoit que l'entrée du petit bassin qui fût trop large, la descente de la matrice ne seroit qu'incomplette ; c'est-à-dire, qu'elle ne tomberoit qu'en partie. Mais si l'entrée et la sortie se trouvent avoir le même défaut, la femme éprouvera une descente complette; c'est-à-dire, que l'orifice de la matrice sera hors de la vulve.

C'est donc ordinairement, ou plus ordinairement de la mauvaise conformation du petit bassin, que proviennent en grande partie, les accouchemens pénibles et

contre nature. Lorsque je suis appellé pour
une femme en mal d'enfant, et qui y est
long-temps, et pour la premiere fois,
je crains toujours que le petit bassin ne
soit mal conformé. Je crains bien moins,
quand c'est pour la deuxieme ou troisieme fois qu'elle est en mal d'enfant,
et que les enfans dont elle a accouché
sont venus à terme et bien conformés;
parce que je suis assuré par-là que le
petit bassin n'est pas vicié; et que si
l'accouchement est retardé, il faut attribuer ce retardement à d'autres causes
moins dangereuses et moins effrayantes.

XI. *Moyens de s'assurer des vices du
grand et du petit Bassin.*

Après avoir découvert les défauts de
conformation du grand et du petit bassin,
qui sont la cause de tant de malheureux
accouchemens, je n'aurois rien fait, si
je n'indiquois les moyens de s'assurer
en tel et tel cas de l'existence de ces
défauts.

En examinant au dehors une femme,
on verra :

1°. Si le pubis est dans un état naturel, c'est-à-dire, s'il n'est pas plus
élevé, ou enfoncé qu'il ne doit être.

2°. On examinera pareillement, si l'os
sacrum, et la derniere vertebre en ar-

riere ne sont pas trop enfoncés ou re-
levés.

3°. On sondera encore, si les tubérosités (1) des os ischiatiques ne sont pas
trop rapprochées, ou trop écartées l'une
de l'autre. On verra, en introduisant
trois doigts applatis dans le vagin, si
on sent de l'espace suffisamment pour que
la tête de l'enfant puisse passer. M.
Levret dit que, pour décider de l'impossibilité absolue de l'accouchement d'une
femme, qui est à terme, il faut que le
bassin soit rétréci au point, que la main
de l'accoucheur n'y puisse pénétrer, ou
qu'il ne la puisse retirer lorsqu'il a saisi
un pied de l'enfant. C'est un des cas qui
exigent l'opération césarienne; on ne
doit pas manquer de recourir au chirurgien. On a imaginé une espece de
compas, appellé Pelvi - met, pour me-
surer les diametres du bassin. Ce compas
se trouve chez les faiseurs d'instrumens
de mathématiques; ils instruisent sur la
maniere de s'en servir, d'ailleurs très-
facile.

Il arrive quelquefois que les os qui forment le bassin en général, s'écartent et

____

(1) Ce mot vient du mot latin *tuber*, qui signifie bosse, tumeur; en termes d'anatomie, il
signifie éminence; ce qui revient au même.

se déboîtent dans les accouchemens difficiles. On lit dans l'Abrégé de l'Anatomie de Verdier, « qu'une dame, à l'âge
de dix-huit ans eut un accouchement laborieux, au bout duquel l'écartement des
os pubis fut très - sensible, au toucher
même, suivant le rapport de son accoucheur M. Soumain, et qui, au moindre
changement de situation, sentoit ses os
remuer avec une espece de craquement;
ce qui continua dans deux accouchemens
consécutifs ».

M. Verdier dit encore qu'il s'est vu
des accouchemens où la séparation des
os pubis s'est trouvée accompagnée de
celle d'un des os iliaques d'avec l'os
sacrum.

MM. Grégoire et Duvernay, ses con-
freres, ont vu ce cas arriver à une femme
de quarante ans, qui mourut dans son
dixieme accouchement; et le même M.
Verdier cite quelques autres exemples,
pour prouver cette désunion des os du
bassin dans les accouchemens difficiles.

Quand on s'appercevra de cette désunion des os pubis, ou de l'un des os des
hanches avec l'os sacrum, on aura soin
de faire tenir la femme couchée sur le
dos, pendant quelque temps, et sans remuer, afin que la réunion de l'articulation se fasse ; se souvenant de ce que

disoit tout-à-l'heure M. Verdier au sujet
de cette jeune dame que M. Soumain fit
accoucher , laquelle éprouva un écartement si sensible des os pubis, qu'au
moindre changement de situation , elle
sentoit remuer et craquer ses os : ce
remuement et ce craquement doivent servir de signe aux accoucheurs et accoucheuses, qu'il y a écartement des os du
bassin (1).

Il arrive que des femmes bossues et
contrefaites deviennent enceintes , et
craignent d'avoir un accouchement pénible et dangereux , et même de ne pouvoir accoucher. On examinera avec beaucoup de soin , et de la maniere que j'ai
dit, si leur bassin est bien ou mal conformé. S'il est bien , on les rassurera , et
les tirera d'une inquiétude , qui peut leur
être préjudiciable. Si on le trouve mal ,
on conseillera à la femme mal conformeé ,

-----

(1) Voyez le Mémoire de M Louis , au T. 4;
de ceux de l'académie royale de chirurgie , sur
l'écartement des os du bassin.

Ce célebre auteur, nous démontre , par de bonnes
observations , et par le parallele de la conjonc-
tion des os du bassin des femmes et des hommes ,
que dans celles-là il y avoit des dispositions très-
naturelles à l'écartement des os du bassin; ce
qui fait que ces os prêtent plus ou moins dans
les accouchemens les plus naturels.

d'appeller dès les premieres douleurs , un habile accoucheur.

X I I. *De ce qui tapisse le Bassin.*

Voilà ce qui regarde les parties dures, c'est-à-dire, les os du bassin des femmes. Mais comme ce n'est pas sous ce seul rapport que nous le considérons, mais comme tapissé d'autres parties, il faut faire connoître les parties qui le tapissent.

Ces parties sont les muscles, les nerfs, les vaisseaux sanguins. On peut encore y ajouter la vessie, et le boyau appellé rectum.

La Vessie.

La vessie est une poche membraneuse destinée à recevoir l'urine, et à la rendre au dehors. Elle est placée immédiatement derriere les os pubis, au dessus desquels elle s'éleve, quand elle est pleine.

Le Rectum.

Le boyau rectum est un conduit membraneux, qui contient les matieres fécales, ou excrémens, les pousse et les chasse au dehors. C'est le dernier des gros boyaux. Il descend le long de l'os sacrum, et du coccix, et aboutit à l'anus.

La vessie et le rectum font partie du

diametre antérieur de l'entrée du petit
bassin. Plus le fœtus grossit, plus la
matrice qui le contient, augmente de volume ; ce qui fait qu'elle comprime la
vessie, et fait si souvent uriner les femmes grosses. Il en est de même du rectum : plus la matrice augmente, plus il
est comprimé par elle ; ce qui fait aussi
que ces femmes grosses se présentent si
souvent à la selle, et la plupart du temps
sans succès ; qu'elles ressentent même des
douleurs au bas-ventre. Dans ce cas on
donnera des lavemens faits avec une poignée de pariétaire (1) et de mauve (2),

————————————

(1) On l'appelle encore pariétoire, casse-pierre,
perce-muraille. Elle croît abondamment dans les
vieux murs, les mâsures quelquefois le long des
haies : sa racine est fibreuse et rougeatre : elle
pousse plusieurs tiges, de la hauteur d'environ
deux pieds, qui sont, rondes, rougeàtres, fra-
giles et rameuses : les feuilles de cette plante
sont oblongues, velues, pointues, et s'attachent
facilement aux habits : ses fleurs sont petites ;
elles sont placées par tas dans les aisselles des
feuilles le long de la tige ; elles paroissent d'un
blanc purpurin : les semences sont oblongues et
luisantes, renfermées dans des capsules rudes
au toucher.

Les tiges et les feuilles de cette plante, sont
fort en usage, comme émollientes, apéritives,
tempérantes, rafraîchissantes, tant à l'intérieur
qu'à l'extérieur ; c'est pourquoi nous l'ordonnons
dans le cas ci-dessus.

(2) Les botanistes en considèrent de cinq espe-

ou bien avec du son de froment, qu'on fait bouillir dans une pinte et demie d'eau, qu'on passe ensuite à travers un linge : et quand le lavement est tiede, on le donne. On peut encore mettre une ou deux cuillerées d'huile d'olive, ou d'amende-douce dans le bout de la seringue. Par conséquent il faudra commencer par verser le lavement par l'orifice, où s'adapte

---

ces ; nous n'en considérons que de deux, la petite et la grande ; toutes les deux sont connues du vulgaire sous le nom de guimauve verte. Elles viennent d'elles-mêmes le long des haies et des chemins, dans des lieux incultes et sur des décombres anciens. Leur racine est simple, blanche, peu fibreuse, plongée si profondément dans la terre, qu'on a peine à l'en arracher, d'une saveur douce et visqueuse, elles poussent plusieurs tiges, plus ou moins longues ; celles de la grande sont d'un pied et demi, celles de la petite d'un pied au plus, et rampent à terre : leurs tiges sont rondes, velues, remplies de moële, leurs feuilles sont presque rondes, un peu découpées, couvertes d'un petit duvet, crênelées à leur bord, et verdâtres : leurs fleurs sont en forme de cloche, sortent des aisselles des feuilles, et sont d'une couleur blanchâtre, mêlée de purpurin : le fruit est applati, orbiculaire. Toutes les parties de la grande et de la petite mauve sont émollientes, tempérantes, adoucissantes, et conviennent surtout pour les irritations et inflammations de la vessie et de la matrice, des reins et des intestins.

la canule, en tenant la seringue renversée, et mettre l'huile la derniere, afin
qu'elle passe la premiere dans le rectum.

On nous excusera, si nous paroissons
quelquefois entrer dans un minutieux dé-
tail, qui ne pourra paroître tel, qu'à
ceux qui ne pénétreront pas le but de
notre ouvrage ; de conduire, comme par
la main, des personnes peu instruites,
qui n'ont bien souvent ni théorie, ni
pratique.

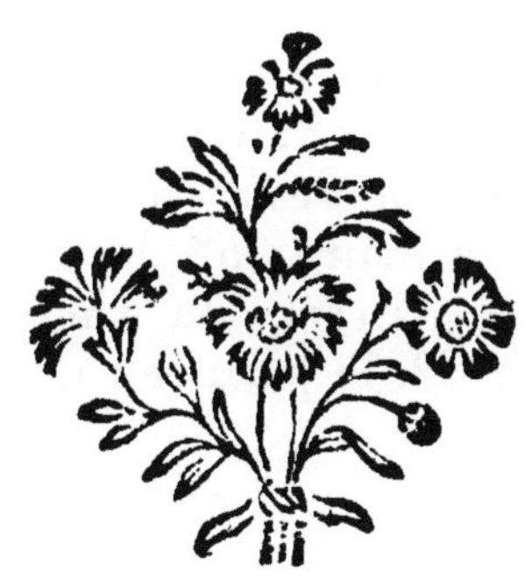

CHAPITRE II.

Des parties molles de la Génération à l'égard des femmes.

ON divise les parties molles de la génération, à l'égard des femmes, en externes, ou celles qui sont au dehors ; et en internes, ou celles qui sont au dedans.

I. *Parties molles externes.*

Les parties molles externes sont, 1°. le mont de vénus ; 2°. les grandes levres; 3°. les petites levres, ou les nymphes ; 4°. le méat urinaire ; 5°. les caroncules ; 6°. l'orifice externe du vagin ; 7°. la fourchette ; 8°. le périnée ; 9°. la grande fente.

Mont de Vénus.

Le mont de vénus est cette éminence, ou grosseur, située entre les deux aines, qui est formée par la peau et la graisse, et recouvre le pubis, et qui se trouve garnie de poils, depuis l'âge de puberté, jusqu'à cinquante ou soixante ans, que ces poils tombent insensiblement.

Grandes

III. *Grandes Levres.*

Les grandes levres sont deux grands replis de la peau, fournis de beaucoup de graisse. Elles sont situées au dessous du mont de vénus, auquel elles sont réunies, et par le bas elles sont réunies au périnée, que nous décrirons plus bas. Les grandes levres sont rouges, vermeilles au dedans, et unies ; elles sont ridées et blanches au dehors, et couvertes de poils ; elles sont fermes chez les filles, molles et pendantes chez les femmes qui ont eu beaucoup d'enfans.

IV. *Petites Levres.*

Les petites levres, qu'on nomme aussi les nymphes, sont deux petits replis de la peau interne, rouges, vermeils, unis, ressemblant assez bien aux crêtes qui pendent sous le gosier d'un coq. Elles sont situées à côté du méat urinaire, et au dessus de l'orifice externe du vagin. Lorsqu'on écarte les grandes levres qui les couvrent, mais qu'elles débordent quelquefois, elles paroissent rouges et vermeilles chez les filles ; molles et pendantes chez les femmes qui ont eu des enfans. Elles sont très-sensibles chez certaines femmes, sur-tout lorsqu'elles ne débordent pas les grandes levres. Le célebre M. Levret dit : « qu'on ne peut refuser aux nymphes l'utilité dont elles sont dans l'accouchement , pour rendre le vagin plus ample, lorsque la moitié de la tête de l'enfant , ou environ , a passé le cercle du museau de la matrice, et qu'il est parvenu au milieu de ce conduit membraneux ».

V. *Méat urinaire.*

Le méat urinaire (1) chez les femmes, est l'orifice, ou le trou externe de l'uretre, c'est-à-dire, du conduit par lequel l'urine se porte du col de la vessie, hors du corps. Il est situé entre les nymphes, et au dessus de l'orifice externe du vagin.

VI. *Caroncules.*

Les caroncules myrtiformes, ainsi nommées , à cause de leur ressemblance avec les feuilles du myrte , sont au nombre de quatre , deux de chaque côté de l'orifice externe du vagin. Elles sont jointes au bas des grandes levres , et à leurs surfaces internes. Ces caroncules servent aussi à augmenter l'amplitude du vagin, dans le travail de l'enfantement. Dans les femmes qui ont eu beaucoup d'enfans , elles sont quelquefois entierement effa-

---

(1) Ce mot Méat est purement latin , il signifie passage , conduit , écoulement.

sées, en sorte qu'elles ne paroissent plus.

Je ne parlerai point de l'hymen et du clitoris, comme étant des parties de la génération étrangeres aux accouche-mens.

VII. *Orifice du Vagin.*

L'orifice externe du vagin est l'extré-mité inférieure d'un canal qui s'étend depuis la fourchette et les caroncules myrtiformes, jusqu'au col de la matrice.

VIII. *Fourchette.*

La fourchette est la réunion inférieure des grandes levres. Elle se déchire dans les accouchemens, si on n'y prend garde. Nous enseignerons plus bas les moyens d'empêcher ce déchirement. Il y a des sages-femmes assez mal instruites, pour couper cette fourchette, quand la tête de l'enfant a de la peine à passer, et que le travail de l'enfantement dure trop. C'est une barbarie que nous voulons leur épargner.

IX. *Périnée.*

Le périnée est l'espace compris entre la fourchette et l'anus. Il a environ un travers de doigt et demi de largeur.

X. *Grande Fente.*

La grande fente, ou la vulve, est l'es-pace compris entre les deux grandes levres, quand elles se dilatent. Il est plus grand dans les femmes qui ont eu des enfans , que dans les autres.

L'usage de toutes ces parties est de livrer passage à l'enfant dans l'accouchement. Dans le dernier travail il se fait un tel effacement, qu'on ne peut distinguer les unes des autres.

Les parties externes de la génération ne sont pas sujettes aux vices de mauvaise conformation ; les internes, dont nous allons parler , en sont susceptibles.

II. *Parties molles internes.*

Les parties molles internes de la génération chez les femmes , sont le vagin et la matrice, avec ses dépendances. Or, les dépendances de la matrice sont , 1°. deux larges ligamens , un de chaque côté; 2°. deux autres ligamens , mais ronds , un également de chaque côté ; 3°. les trompes de Falloppe (1) de côté et d'autre ; 4°. enfin, les ovaires, qui sont pareillement aux deux côtés. Tout cela va être expliqué , et chaque partie décrite en particulier.

---

(1) Ainsi nommées du nom de ce grand anatomiste , qui fit des découvertes importantes dans l'anatomie ; Gabriel Falloppe , né à Modène , d'une famille noble ; il fut très-célèbre médecin, grand astronome et philosophe ; il s'appliqua principalement à l'anatomie.

XII. *Le Vagin.*

Commençons par le vagin. C'est un canal membraneux, qui ressemble assez à un morceau de boyau de porc. Il commence à la partie inférieure des grandes levres de la fourchette, et des caroncules myrtiformes, et finit au col de la matrice, auquel il se joint, qu'il embrasse plus par devant, que par derriere. On y considere sa partie inférieure, ou son orifice externe, et sa partie supérieure, ou orifice interne, qui se joint au col de la matrice.

Observations sur le Vagin.

Le vagin est situé dans une partie du petit bassin, et aussi en partie entre la vessie et le rectum. On ne peut décider positivement de sa longueur; il a quatre pouces, quelquefois cinq, et jusqu'à six; sa largeur varie aussi beaucoup; il est moins large dans les filles, que dans les femmes. On lui donne, pour l'ordinaire, un bon pouce de largeur.

Il est beaucoup ridé, sur-tout chez les filles. On peut comparer ces rides à celles qui se voyent au palais de la gueule du chien. Par la suite elles s'effacent chez les femmes qui ont eu beaucoup d'enfans. M. Levret dit, parlant du vagin; « dans une femme qui ne fait point d'enfans, les dimensions du vagin augmentent à proportion du coït (1), c'est-à-dire, à proportion qu'elle use plus souvent du mariage; mais les rides ne changent presque pas. Si au contraire la femme a eu des enfans, les rides s'effacent, d'autant plus qu'elle a eu plus d'enfans, ou que les enfans étoient plus gros, ou que les accouchemens étoient plus longs et plus laborieux. Dans un âge avancé, si cette femme n'use plus du coït, son vagin diminue de plus en plus en longueur et en largeur; mais les rides ne se rétablissent pas pour cela : les membranes qui forment le vagin, acquierent seulement plus de solidité et de rigidité ».

Le vagin est en tout temps enduit d'une humeur grasse et gluante, qui sert à l'humecter, soit avant la grossesse, soit pendant la grossesse, mais encore plus pendant l'accouchement; la nature prévoyant à tout, a soin, en ce moment, de faire abonder l'humeur pour faciliter l'enfantement. Le vagin est susceptible d'une grande dilatation, ou élargissement ; et cette humeur n'y contribue pas peu.

Toutes les fois qu'on sera obligé d'introduire les doigts dans le vagin, on aura grand soin de les graisser avec de l'huile d'olive, ou avec du beurre, ou avec de la graisse douce, et de rogner ses

____

(1) Ce mot vient du verbe latin *coire*, s'unir.

ongles , de peur de faire quelque excari-
fication , ou déchirure dangereuse. Je parlerai encore de cette précaution importante
à l'occasion du toucher.

On a observé dans les femmes qui
avoient eu des enfans , que leur vagin
étoit plus large dans le milieu, qu'à la
partie supérieure et inférieure ; ce qui ne
se rencontre pas dans les filles et les femmes, qui n'ont jamais eu d'enfans.

On trouve quelquefois le vagin rempli
de brides ou de duretés , et quelquefois
même de tumeurs, de la grosseur d'un œuf;
et tout cela peut faire obstacle à l'accouchement ; et en pareil cas , il faut appeller le chirurgien.

Il s'est quelquefois trouvé des vagins
extrêmement étroits. Il est parlé dans les
Mémoires de l'académie royale des sciences (année 1748) d'une femme de Brest,
dont le vagin étoit si étroit, qu'on avoit
bien de la peine à y introduire un tuyau
de plume ; elle ne laissa pas néanmoins
de concevoir. Quand ce fut pour accoucher,
elle ne fut que trois heures en mal d'enfant, et accoucha très-bien d'un gros enfant; preuve que le vagin est susceptible
d'une grande dilatation.

Ce n'est pas le seul exemple que l'on
pourroit citer. Cela arrive quelquefois par
des accidens qui surviennent au vagin ,
comme plaies, ulceres, etc. qui le rétré-

cissent ; et ce qui est surprenant, il arrive très-souvent que les femmes qui sont en cet état, n'en conçoivent pas moins. Nous ne citons ces exemples, que pour prévenir d'où peut provenir, en certaines rencontres, la difficulté de l'enfantement, et appeller les gens de l'art.

XIII. *Matrice.*

La matrice est un viscere (1) creux, qui a la figure d'une poire applatie en devant et par derriere. On y considere deux faces ; la face de devant et de derriere ; trois bords, un supérieur, un droit, et un gauche ; trois angles, un supérieur droit, un supérieur gauche, et un inférieur. L'inférieur est ce qu'on appelle le col de la matrice, au bout duquel on voit une ouverture transversale. On considere à cette ouverture deux levres ; une supérieure, et l'autre inférieure ; et c'est ce qui forme ce qu'on appelle museau de tanche ou de petit chien.

Dimensions de la Matrice.

La matrice d'une femme d'environ vingt-quatre ans, et qui n'est pas grosse, a en-

---

(1) Ce mot vient du nom latin *viscus*, entraille, et se dit, en termes d'anatomie, du cœur, du foie, du poumon, de la matrice, des boyaux, et autres parties internes du corps humain.

viron trois travers de doigt de largeur vers son fond, ou son bord supérieur, et trois ou quatre pouces de longueur. Elle a aussi un bon pouce d'épaisseur, et autant de largeur vers son col.

On peut distinguer trois parties dans la matrice, une qu'on pourroit nommer supérieure ; l'autre, moyenne ; et la troisieme, inférieure. La supérieure, son fond, ou bord supérieur ; la moyenne, son corps ; l'inférieure, son col, ou son angle inférieur.

Cavité de la Matrice.

Il y a une cavité dans la matrice, qui s'étend depuis son fond, jusqu'à son col, où pourroit se loger une petite amende hors le temps de grossesse.

On remarque au bout du col de la matrice deux ouvertures ou orifices, dont un répond dans le vagin, et qu'on nomme orifice externe, et l'autre qui va répondre dans sa cavité, qu'on appelle orifice interne. Ces deux ouvertures sont exactement fermées dans le temps de la grossesse, mais non aux autres temps, où elles sont plus ou moins béantes, c'est-à-dire, s'ouvrent plus ou moins.

On remarque encore dans la cavité de la matrice, vers son fond, sur ses côtés, deux petites ouvertures, qui communi-

quent aux trompes de Falloppe , dont il
sera parlé plus bas.

Observations sur la Matrice.

Quand une femme n'est pas enceinte ,
la matrice se trouve dans le petit bassin ,
entre la vessie et le rectum ; son fond est
en haut , et répond au détroit supérieur
de ce bassin ; son col en bas , joint à
l'orifice interne du vagin , autrement à
sa partie supérieure qui l'embrasse exactement.

Si on touche une femme qui n'est pas
grosse , ou qui ne l'est que de quelques
mois , on sent que le col de la matrice
avance beaucoup plus en arriere qu'en
avant ; on remarque de plus que le bout
qu'on appelle le museau de la matrice est
uni , lissé , poli dans les femmes qui
n'ont point eu d'enfans ; et dans celles
qui en ont eu , il est quelquefois inégal ,
comme ridé , et l'on y sent quelques petits
boutons ; ce qui arrive lorsqu'il a souffert
quelque léger déchirement dans un accouchement précipité.

Il arrive aussi quelquefois que le museau
de la matrice est très-dur , sans qu'il soit
pour cela malade ; il est alors moins humecté que de coutume.

La substance de la matrice est composée de fibres charnues reployées les unes
sur les autres, de nerfs et de vaisseaux

sanguins, tant arteres que veines. Le dedans est percé d'une infinité de petits
trous, où se rendent quantité de petits
vaisseaux, qui y versent du sang, lequel
s'écoule tous les mois, plus ou moins souvent, et plus ou moins abondamment, hors
le cas de grossesse, et qu'à l'âge de puberté; c'est ce qu'on nomme regles ou ordinaires. Les vaisseaux de la matrice servent
encore à l'écoulement des lochies (1) après
l'accouchement.

On a remarqué une chose assez sin-
guliere au sujet de la matrice, et qui n'est
pas moins vraie; qu'il n'entre jamais de
graisse dans la composition de ce viscere,
et qu'il ne participe point, comme les
autres visceres, à l'embonpoint du sujet.
C'est M. Levret qui fait cette remarque
dans son livre de l'Art des Accouchemens.

La matrice est l'organe principal de la
génération. C'est chez elle que l'enfant
commence à se former, à recevoir vie
et mouvement, à se nourrir, à se développer, à prendre accroissement pendant un séjour de neuf mois pour l'ordinaire; car on sait qu'un enfant naîtra
quelquefois au bout de sept mois. Salo-

---

(1) Ce terme est Grec, et signifie le même
que le flux de sang. Voyez le Chap. IX. p.

mon vint au monde après dix mois ; d'autres , (mais cela est rare) naissent encore plus tard. Il n'y a proprement point
de temps fixe pour l'accouchement ; il dépend de bien des causes , qui peuvent
l'avancer ou le retarder ; mais ce retard
n'est toujours jamais si long que quelques-
uns le prétendent. Voy. pag.

La matrice change de forme et de figure
au temps de la grossesse ; d'applatie qu'elle
est , elle devient ronde ; ses faces , ses
bords et ses angles s'effacent à mesure
que l'enfant grossit ; et bientôt son corps
et son fond augmentent en volume , et
deviennent presque ronds. Elle change
aussi de situation ; elle s'éleve peu-à-
peu , et insensiblement du petit bassin
au grand ; son col, ainsi que son museau
de tanche, change de situation et de figure :
nous en parlerons plus bas.

Nous venons de voir que la matrice
est beaucoup dilatée durant la grossesse ,
relativement au volume de l'enfant , et
de ses propres dépendances ; après l'accouchement, elle se resserre, diminue de volume , et revient à son premier état, c'est-
à-dire , qu'elle reprend son premier volume , sa premiere figure, sa premiere situation , ses mêmes usages ; les regles re-
viennent , et elle-même redevient propre
à concevoir ; ce qui paroît clairement

dans ces femmes qui accouchent régulié-
rement tous les neuf mois.

Il arrive quelquefois, par extraordinaire,
que la matrice est séparée en deux cavités,
sans que pour cela elle augmente de volume. Alors elle a deux corps et deux
fonds ; quelquefois ces deux corps sont
divisés l'un de l'autre ; d'autres fois ils
sont unis ensemble. Chaque corps a sa
cavité et ses orifices, ou ouvertures, et
chaque ouverture communique dans un
vagin, et même dans un seul vagin. M.
Verdier, (1) que je me fais un plaisir de
citer, dit qu'il n'est pas rare de trouver
la cavité de la matrice partagée en deux
portions égales, divisées par une cloison
qui les sépare. « M. Littre, dit-il, dis-
séquant le cadavre d'une fille de douze
ans, lui trouva le vagin divisé par une
cloison charnue, perpendiculaire, en deux
cavités égales, l'une à droite, l'autre à
gauche ; que depuis le milieu du vagin,
jusqu'à la matrice, chacune de ces cavités aboutissoit à une matrice particuliere,
qui avoit son museau, son col et son fond.
Ces matrices qui étoient très-distinctes,
et séparées au dedans, ne montroient
au dehors qu'un corps simple et continu,

––––––––––––

(1) Savant anatomiste, p. 300 et suivantes de
l'abrégé d'anatomie.

à l'exception néanmoins de leurs fonds
qui se trouvoient séparés l'un de l'autre ;
ou , pour mieux dire , n'étoient unis que
par un ligament membraneux , en forme
de triangle ; chaque fond se terminoit en
pointe , et avoit une trompe ; il s'y trouvoit aussi un ovaire , un ligament large
et un ligament rond ».

La conséquence que M. Littre tiroit
de cette observation , étoit « que si cette
fille eût vécu , et qu'elle se fût mariée ,
elle auroit pu concevoir en différentes approches , tantôt par l'une , tantôt par l'autre matrice , selon que l'humeur séminale
se seroit portée à l'une et à l'autre ».

« Les Mémoires de l'académie des sciences (année 1782) continue M. Verdier ,
contiennent une seconde histoire de matrice double. Une femme de quarante
ans , qui avoit eu plusieurs enfans , étant
morte d'une maladie de poitrine , son
cadavre fut ouvert, et on fut bien étonné
d'y trouver une matrice d'une forme toute
extraordinaire , qui avoit plutôt la figure
d'un cœur , tel que les peintres le représen-
tent, que celle d'une poire applatie, qui est
la figure ordinaire de toutes les matrices.
Un médecin, qui étoit présent, dit que
la forme extérieure de cette matrice an-
nonçoit deux cavités , quoiqu'il ne parût à l'extérieur qu'une seule ouverture.
Dans cette idée , il introduisit la sonde

dans la direction de l'axe ou ouverture
de cette espece de cœur que formoit la
matrice, et il sentit de la résistance. Alors
il introduisit de nouveau la sonde en biai-
sant de droite à gauche, et il trouva de
l'un et l'autre côté des orifices ou ouvertures, qui lui donnerent un libre passage.
Dans cette circonstance il détruisit avec
précaution ce qui formoit les premiers
orifices, et les deux autres devinrent
apparens. On vit de plus, qu'ils appar-
tenoient à deux matrices bien conformées
et bien organisées. Les trompes de Falloppe, les ligamens larges et les ligamens ronds n'étoient pas doubles ; la
membrane, fournie par le péritoine, (1) ne
formoit à l'extérieur qu'une seule enveloppe. L'inspection de ces deux matrices
fit voir qu'elles avoient été toutes deux
occupées ; mais on ne put décider laquelle des deux l'avoit été davantage ».

« Ces faits, dit M. Verdier, qui ne
sont pas, à beaucoup près uniques, four-

---

(1) Le péritoine est une espece de sac formé
d'une membrane très-mince, d'un tissu serré,
capable néanmoins d'une assez grande extension,
comme on le voit dans la grossesse, l'hydropisie
du bas-ventre, etc. qui se remet facilement dans
son état naturel, après que la cause qui l'a tendue
est ôtée. Ce sac renferme, pour ainsi dire, tous
les visceres du bas-ventre.

nissent une explication bien naturelle de la superfétation (1) ».

Il y en a plusieurs, dont il n'est pas possible de douter, tel que celui-ci, que M. de Buffon a tiré d'une relation Angloise, au sujet d'une femme de Charles-Stown, dans la Caroline Méridionale ; qui accoucha de deux enfans, l'un après l'autre, dont l'un étoit negre et l'autre étoit blanc. Ce signe manifeste d'infidélité de la part de cette femme à l'égard de son mari, la força d'avouer que le negre qui la servoit étoit entré dans sa chambre un jour que son mari venoit de la laisser au lit, et ajouta, pour s'excuser, que ce negre l'avoit menacée de la tuer, si elle ne satisfaisoit sa passion.

Ces cas sont rares, je l'avoue ; ils ne sont jamais tombés sous ma main ; mais puisqu'ils sont arrivés, ils peuvent encore arriver, et il est à propos qu'on en soit prévenu, afin de n'être pas surpris, si on venoit à trouver, en tâtant, deux vagins ou deux orifices aboutissans à un un seul vagin.

---

(1) Mot qui signifie, dans une femme, une seconde conception, ou la génération d'un second fœtus, après celle du premier ; d'où il arrive que les enfans naissent en différens temps, ce qui ne peut avoir lieu que dans le cas de double matrice, étant impossible que cela arrive si la matrice est simple.

XIV. *Ligamens de la Matrice.*

Les ligamens de la matrice sont au nombre de quatre, deux de chaque côté. On les distingue en larges et en ronds. Les larges s'étendent, chacun de son côté, depuis le col de la matrice, jusqu'aux angles supérieurs où ils finissent. Ils vont s'étendre dans les régions iliaques, après avoir fourni des gaines ou fourreaux aux ligamens ronds, aux trompes de Faïloppe, et aux ovaires. L'usage des ligamens larges est d'empêcher que la matrice se porte à droite ou à gauche, et de la tenir en équilibre.

Les ligamens ronds sont au nombre de deux; un de chaque côté de la matrice. Ils prennent naissance à ses deux bords, de droite et de gauche, tout près de ses angles supérieurs, un peu avant où finissent les ligamens larges. Les ligamens ronds ont la forme de cordons; ils se portent de haut en bas, et ensuite de dedans en dehors, dans l'épaisseur des ligamens larges; ils passent ensuite à travers les anneaux, ou petits trous des muscles du bas-ventre, et vont finir dans les graisses du pli des aines, et aux environs du mont de vénus. Ces ligamens s'engorgent quelquefois dans les femmes enceintes. Alors ils font sentir des douleurs au haut des cuisses, dans les aines,

et au mont de vénus. L'usage des ligamens ronds est pareillement de maintenir la matrice dans sa situation naturelle.

X V. *Trompes de Falloppe.*

Les trompes de Falloppe sont également au nombre de deux ; une de chaque
côté de la matrice. Ce sont deux petits
conduits ou tuyaux , plus larges à un
bout , qu'à l'autre ; ce qui leur a fait
donner le nom de trompes ; parce qu'elles
imitent la forme de la trompette. Elles
naissent chacune des deux angles supérieurs droit et gauche de la matrice. Ces
petits tuyaux qui ont chacun trois ou quatre pouces de longueur , pénetrent la
substance de la matrice , s'ouvrent dans
sa cavité , par un petit trou dans lequel
on pourroit introduire une soie de san-
glier. Mais à mesure que chaque trompe
s'éloigne de la matrice , elle s'élargit ,
pour se rétrécir tout d'un coup à son
extrémité , laissant un petit trou à y pouvoir introduire une broche à tricotter ,
de moyenne grosseur ; et dans sa plus
grande largeur , qui est vers son extrémité , on pourroit y passer le petit doigt.
Chaque bout de trompe , après son rétré-
cissement , s'élargit donc et s'évase , pour
former ce qu'on nomme le pavillon , dont
le tour est découpé en frange ; ce qui

lui fait donner le nom de morceau frangé
ou déchiré. On l'appelle encore le morceau du diable. Cette partie de la trompe
flotte dans le petit bassin. Les trompes
passent aussi dans l'épaisseur de chaque
ligament large.

Croiroit-on qu'il se forme quelquefois
des fœtus dans les trompes de Falloppe?
Divers auteurs en ont rapporté des exemples. M. Moriceau fait mention d'une
grossesse dans une des trompes ; il a même
pris la peine de la faire dessiner.

M. Verdier en cite, de son côté, deux
exemples ; le premier est d'une femme qui
mourut à l'Hôtel-Dieu de Joigny, en Bour-
gogne, le 22 juillet 1747, âgée de 61
ans ; et cette femme étoit grosse depuis
30 ans.

Le second exemple que cite M. Verdier, est d'un enfant de Linzelle, en
Souabe, qui fut apporté à l'académie
royale de chirurgie. Il avoit resté qua-
rante-six ans dans le sein de sa mere. Il avoit
été formé, comme le premier, dans une
des trompes de Falloppe. Beaucoup d'autres auteurs citent également des exemples d'enfans conçus dans les trompes,
tels que Dionis, Riolan, Littre, Du-
verney, etc.

XVI. *Ovaires.*

Les ovaires sont deux petits corps

blanchâtres, qui ont la figure d'un petit œuf de pigeon, qui seroit applati ; voilà pourquoi ils se nomment ovaires ; ils tiennent à chacun des côtés de la matrice par une espece de ligament arrondi. Ils sont aussi situés dans l'épaisseur des larges ligamens qui leur servent d'enveloppe.

Observations sur les Ovaires.

Chaque ovaire est formé de douze ou quinze vésicules ou petites vessies, plus ou moins, dont les unes sont grosses comme des grains de chénevis ; d'autres, comme des grains de mil ; on remarque que les plus grosses vésicules sont à la surface de l'ovaire, et les moindres sont plus enfoncées.

De graves auteurs ont regardé toutes ces vésicules, comme autant de petits œufs, qui, fécondés par la semence virile, forment la génération. Nous n'entrerons pas dans une pareille discussion, comme étant, en quelque sorte, étrangere à notre objet, et inutile à l'art des accouchemens, qui fait notre unique, ou du moins notre principale vue ; sans dire que, malgré les recherches de tant de grands esprits qui ont voulu (si j'ose m'exprimer ainsi) approfondir le mystere impénétrable de la génération, ce point délicat est demeuré dans toute son obscurité ; Dieu s'étant, sans doute, réservé

la connoissance du secret méchanisme de
son ouvrage ; de celui-là , comme de tant
d'autres , que l'on croit connoitre , et
qu'on ne connoît pas ; car, nous fai-
sons profession, comme nous le devons,
de reconnoitre les bornes que Dieu a mi-
ses à l'esprit humain , plus grandes qu'on
ne le croit d'ordinaire.

Pour finir ce qui regarde cette derniere dépendance de la matrice (j'entends
les ovaires) , nous remarquerons à leur
sujet , ce que nous avons déjà remarqué
au sujet des trompes de Falloppe, qu'elles
sont pareillement susceptibles de féta-
tion. Ce sont des phénomenes extrème-
ment rares , mais qui ne sont pas impos-
sibles, puisqu'on les a vus. On peut voir
dans les Mémoires de l'académie royale
des sciences, année 701 , un embryon
(1) trouvé par M. Littre dans l'ovaire
d'une femme. Cet embryon avoit une ligne et demie de grosseur, sur trois de
longueur, qui font un quart de pouce. Il
nageoit dans un clair fluide. On y dis-
tinguoit, sans microscope, le cordon om-

---

(1) Mot formé du Grec, qui est le nom qu'on
donne au fœtus, avant qu'il soit organisé dans le
sein de la mere ; ou si vous voulez , à tout animal, sans excepter l'homme renfermé dans le
ventre de sa mere, qui n'a pas encore toutes ses
parties entiérement formées ou développées.

bilical, qui attachoit ce fœtus aux membranes de l'œuf, la tête, l'ouverture de la bouche, une petite éminence, tenant la place du nez ; enfin, le tronc, qui se terminoit, dans sa partie inférieure, en deux petits moignons, qui tenoient la place des cuisses et des jambes.

Les mêmes Mémoires (année 1736) font encore mention d'un fœtus bien plus considérable que le précédent. Une fille étant morte d'une douleur à la région iliaque gauche, on l'ouvrit, on ne trouva qu'une médiocre inflammation aux intestins ; mais à quoi on fit une grande attention, ce fut à son ovaire gauche, qui étoit de la grosseur d'un œuf de poule, et la trompe qui étoit de ce côté-là, faisoit une légere saillie de bas en haut, et de dehors en dedans. Son pavillon étoit étendu, et appliqué sur une surface interne de l'ovaire, avec lequel il avoit contracté une certaine adhérence.

Quand cette derniere partie fut ouverte, il en sortit environ une once d'une liqueur lymphatique, qui ressembloit à du petit - lait. On y trouva un fœtus un peu flétri avec le placenta, et le cordon ombilical bien formé, d'un pouce et demi de long. Le placenta étoit attaché au haut de la substance de l'ovaire, avec laquelle il étoit confondu, et le fœtus avoit deux pouces de long, depuis le sommet de

la tête , jusqu'aux genoux ; le reste des
extrémités inférieures étoit flétri , et n'a-
voit que trois lignes de longueur ; les
membranes qui formoient la tumeur ,
étoient épaisses d'une demi ligne ; la matrice étoit dans son état naturel , ainsi
que l'ovaire du côté opposé.

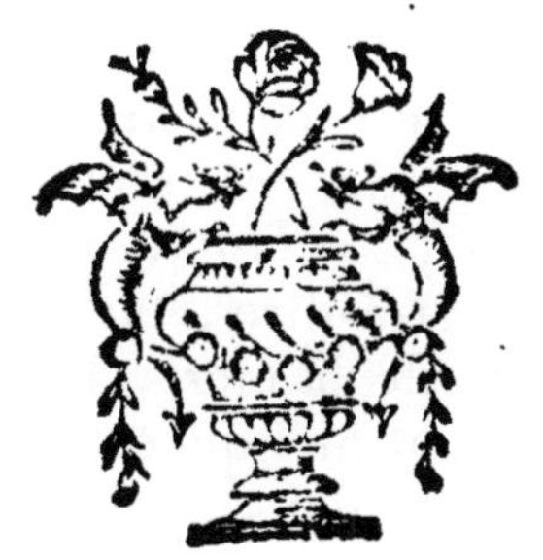

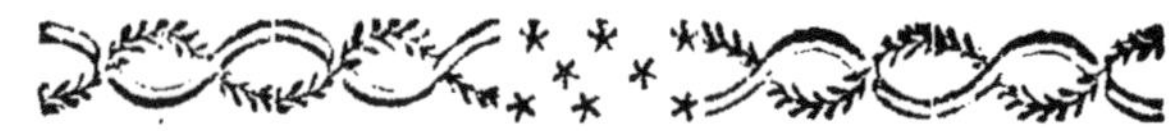

IIe. PARTIE,

Contenant ce qui regarde le Fœtus et ses dépendances; les Jumeaux; la Grossesse et les signes de la Grossesse.

CHAPITRE PREMIER.

Du Fœtus et de ses dépendances.

Nous avons dit dans une note de la premiere partie de cet ouvrage, qu'on appelloit fœtus, l'enfant qui n'étoit pas encore né, c'est-à-dire, tant qu'il étoit dans le ventre de la mere. Il est le produit de la conception, qui est l'action par laquelle il se forme dans le sein de la mere.

La longueur d'un fœtus à terme, est d'un pied et demi; d'un pied huit pouces au plus; sa pesanteur de huit livres, de dix au plus.

I. *Le Fœtus représenté sous quatre faces.*

Le fœtus peut se représenter sous quatre faces; devant, derriere, à droite, à gauche.

La

La face en devant présente le visage , le devant du col , la poitrine , le bas-ventre , le cordon ombilical , les parties génitales , les genoux , et les pieds.

La face en arriere présente l'occiput , ou derriere de la tête , le derriere du col , le dos , les fesses , les jarrets , et les talons.

Les deux faces , droite et gauche , ou les deux côtés du fœtus , présentent l'oreille , le côté du col , l'épaule , le bras , le coude , la main , le côté de la poitrine , la hanche.

Je ne fais cette division , que parce que le fœtus , pouvant se présenter par quelqu'une de ces parties , il est intéressant qu'on en soit prévenu , comme on le verra encore mieux par la suite.

II. *Construction du Fœtus.*

La construction du fœtus est telle , que la plupart de ses parties sont molles et flexibles ; les os , par exemple , qui forment sa tête , et sur-tout le crâne , ne sont pas , si je l'ose dire ainsi , ossifiés ; ils sont comme membraneux , tendres , flexibles à l'endroit des fontanelles (1) , qui sont

------

(1) En termes d'anatomie, on appelle fontaine de la tête, ou fontanelle , l'endroit où la suture coronale , et la suture sagittale aboutissent , et qui étant fort molle aux enfans, ne commence à durcir que vers leur deuxieme ou troisieme année.

G

au nombre de deux , dont une est située
à la partie supérieure de la tête en devant, et l'autre par derriere. La grandeur
de la premiere varie beaucoup ; elle a plus
d'étendue dans certains fœtus, que dans
d'autres ; elle a quatre angles, à quoi
il faut bien faire attention. L'autre est
beaucoup plus petite , et n'a que trois
angles.

Lorsque la tête se présente au passage
par quelqu'une des fontanelles, on y sent
un battement; par la suite, les os qui
étoient membraneux , se forment et se
fortifient, à mesure que l'enfant se fortifie et prend de l'accroissement.

Les os du crâne sont si tendres, si
flexibles, et leurs jointures si lâches ,
qu'ils passent un peu les uns sur les autres, quand ils franchissent le passage.
Cela arrive sur-tout, quand la tête est un
peu grosse, et que l'entrée du petit bassin est étroite. Malgré cela , la tête , en
franchissant le passage, ne laisse pas de
s'allonger un peu et de se bosseler. Que
font alors les sages-femmes , qui sont plus
folles que sages en ce point? elles paitris-
sent avec leurs mains la tête molle de cet
enfant, pour lui donner une meilleure
forme, et la façonner à leur gré, comme
elles feroient d'une tête de cire, que l'ar-
tiste auroit manquée : cruelle, barbare,
et indiscrette manœuvre ! capable d'avoir

les plus fâcheuses suites. Sans tant se presser, que ne laissent - elles à la nature le soin de réformer son ouvrage, et de réparer les dommages qu'elle y a causés ? Elle y réussira mieux que leur imprudente activité.

Les os de la face ne sont ni tendres ni flexibles, comme les os du crâne ; aussi font-ils plus de résistance dans les accouchemens.

La tête du fœtus a la figure ovale ; et comme nous l'avons dit dans la premiere partie de cet ouvrage, elle a divers diametres, dont le premier s'étend depuis le milieu du front jusqu'au milieu du derriere de la tête, et a quatre pouces ; le second, qui est moins large, s'étend depuis le milieu d'un côté de la tête, à l'autre milieu de l'autre côté. Celui-ci a trois pouces et demi : on ne doit jamais perdre de vue ces diametres de la tête, de même que ceux de l'entrée et de la sortie du petit bassin. Je crois en avoir suffisamment expliqué les raisons.

La tête de l'enfant prêt à sortir du ventre de sa mere, est plus grosse à proportion, que le reste du corps ; mais aussi elle est moins solide, sur - tout à l'endroit des fontanelles, comme nous l'avons déjà fait remarquer. C'est aussi la raison pourquoi ces parties demandent qu'on les ménage avec plus de soin. Le tronc a aussi ses diametres. On lui en considere deux, savoir, un qui va d'une épaule à l'autre; il est pareil au premier que j'ai considéré à la tête; un autre, appellé antérieur, qui s'étend du devant au derriere de la poitrine; il est aussi pareil à celui de l'un à l'autre côté de la tête.

Les os qui forment les membres, la poitrine, le bas-ventre, sont tendres et flexibles, sur-tout à leur extrémité. Cette tendreté et cette flexibilité sont d'un grand secours dans les accouchemens, où la main est nécessaire.; il ne faut cependant pas trop s'y fier; car on peut très-bien les casser; et c'est ce qui arrive, quand on agit sans connoissance et sans adresse. Ces os, comme tous les autres, se fortifient, durcissent et se consolident, à mesure que l'enfant croît et se fortifie.

Les parties charnues et ligamenteuses du fœtus étant aussi molles et flexibles, cela fait que les articulations se meuvent plus facilement, et que les os des membres sont plus susceptibles de déplacement; mais en suivant les principes que je poserai plus bas pour déterminer telle ou telle position contre nature, on évitera de casser les membres d'un enfant, ou de les déplacer de leurs articulations.

III. *Nourriture du Fœtus dans le sein de la mere.*

Quant à la nourriture de l'enfant dans

le sein de la mere , quoique ce point n'intéresse en aucune sorte nos accou‑ cheuses , je ne laisserai pas de le traiter en passant , mais très-succinctement.

Les sentimens des auteurs ne sont pas unanimes sur cet article ; ce qui paroît le plus vraisemblable d'après des expé‑ riences qui ont été faites par plusieurs , tels que Manget, Monro, Préderer, de Haller, etc. , est que les vaisseaux de la matrice et ceux du placenta , ne sont pas continus ; qu'en conséquence ils ne por‑ tent point de sang à l'enfant ; ce ne sont que les extrémités des ramifications de la veine ombilicale , qui pompent, qui ab‑ sorbent , dans les sinus de la matrice , un suc blanc , lequel porté au fœtus par cette veine ombilicale , lui sert de nour‑ riture. Cette absorption s'opere à-peu‑ près comme celle du chyle , qui se fait de maniere que les vaisseaux lactés tirent cette liqueur des intestins.

Si des expériences prouvent qu'il n'y a pas de continuité des vaisseaux de la ma‑ trice à ceux du placenta , et conséquem‑ ment point de circulation de la mere à l'enfant ; elles prouvent également contre l'opinion de bien d'auteurs, qu'il n'y a pas de circulation de l'enfant à la mere (1).

______

(1) Cette doctrine influe sur la pratique. V. les Essais de la société d'Edimbourg , page 456.

IV. *Méconium.*

On sait qu'un peu après sa naissance, l'enfant rend une matiere poisseuse, de couleur verte, jaune ou brune ; c'est ce qu'on appelle le méconium, (1) qui s'amasse dans les gros boyaux, et qui est produit par la bile, et par des humeurs qui sont filtrées par les glandes des boyaux.

Le fœtus n'est pas non plus sans urine ; mais elle ne ressemble en rien à la liqueur qui est dans son estomac, ni aux eaux de l'amnios dans lesquelles il nage.

L'humeur qui se trouve dans son estomac, est assez analogue à celle de l'amnios ; et c'est bien là ce qui prouve qu'il se nourrit par la bouche, et que le cordon ombilical n'est pas la seule voie par où le fœtus se nourrit ; puisque ce cordon lui manque quelquefois.

L'enfant ne peut périr d'hémorrhagie que par le cordon, et point du tout par le placenta. L'enfant a son sang en propre, il est fait pour lui, il n'en rend pas à sa mere ; qu'en pourroit-elle faire ? *Note de M. Louis.*

(1) Ce mot est Grec, il signifie dans cette langue pavot. On donne d'abord ce nom au suc de pavot, tiré par expression ; mais les médecins le donnent aussi à l'excrément qui s'amasse dans les intestins de l'enfant, pendant la grossesse de la mere ; parce qu'étant noir et épais, il ressemble au pavot.

V. *Attitude du Fœtus dans le sein de la mere.*

L'attitude, ou situation du fœtus dans le sein de la mere, durant les sept ou huit premiers mois de la grossesse, est d'avoir la tête en haut vers le fond de la matrice, les pieds en bas vers l'orifice, le ventre tourné vers celui de la mere, la poitrine un peu courbée, les cuisses pliées ; les talons posés contre les fesses ; les bras fléchis ; la tête et les mains appuyées sur les genoux. Il demeure ainsi accroupi jusqu'au septieme ou huitieme mois, auquel temps il fait ce qu'on appelle la culbute ; parce que sa tête devenant plus lourde et plus pesante, le porte à l'orifice de la matrice ; sa face se trouve par conséquent tournée vers l'os sacrum, son dos vers le ventre de la mere, et les pieds se trouvent en haut vers le fond de la matrice ; on juge que la situation du fœtus doit être telle, afin qu'elle puisse s'ajuster à la cavité de la matrice.

VI. *Dépendances du Fœtus.*

Quant aux dépendances du fœtus, la premiere est le placenta ; la seconde, le cordon ombilical ; la troisieme, les membranes, qui sont le chorion et l'amnios ; la quatrieme, les eaux tant vraies, que fausses.

C 4

V I I. *Placenta.*

Le placenta est une masse charnue ; de figure ronde, applatie, et d'environ six ou sept pouces de diametre ; son épaisseur est d'un bon pouce dans son milieu, mais moindre à ses bords. On y considere deux faces ; une interne, où s'implante le cordon ombilical, et sur laquelle sont répandus quantité de vaisseaux ; tant arteres que veines. L'externe s'attache à la matrice. La substance du placenta est mollasse, spongieuse, formée de l'assemblage des vaisseaux sanguins.

Le placenta est séparé, à sa face externe, en plusieurs petites portions que l'on appelle lobes, par de profonds sillons, sur la surface desquels lobes, on voit comme de petits mamellons, qui s'implantent dans les orifices ou sinus des vaisseaux de la matrice, comme les racines des plantes dans la terre. Ces mamellons reçoivent des vaisseaux de la matrice, une partie des sucs propres à nourrir l'enfant. Si le placenta se détache un peu de la matrice pendant la grossesse, la femme est menacée de perte de sang, qui quelquefois la fait périr, si on n'y apporte promptement remede, qui est d'accoucher la femme, en introduisant la main dans la matrice, lorsqu'elle sera au troisieme degré de dilatation, comme on le dira au chapitre du travail de l'enfantement. Si elle n'y étoit pas, il faudroit introduire un doigt, et puis deux, et successivement tous les autres, pour aller chercher les pieds de l'enfant, comme il sera dit ailleurs.

Le placenta s'attache communément au fond de la matrice ; mais il arrive aussi quelquefois qu'il s'attache à son devant, ou à son derriere, à son côté droit, ou à son côté gauche, ou même à son orifice interne ; et dans ce dernier cas, la femme ne peut éviter d'éprouver aux derniers mois de sa grossesse une perte de sang considérable. En pareille circonstance, « dit M. Levret, il n'y a que l'accouchement forcé, qui puisse sauver la vie à la mere, et procurer le baptême à l'enfant ; comme on le verra au dernier chapitre de la cinquieme Partie.

VIII. *Cordon ombilical.*

Le cordon ombilical, ainsi nommé du mot latin *umbilicus*, nombril, parce qu'il y tient, est un vrai cordon, contourné comme le cordon de Saint François ; il est composé d'une veine nommée mbilicaire, et de deux arteres de même nom, qui contournent les unes au tour des autres, unies ensemble, et recouvertes d'une membrane qui vient du chorion (membrane qui enveloppe le fœtus) ainsi nommée, je pense, du mot *corium*, qui signifie cuir. La veine est formée par différentes radicules ou petites racines, qui rampent à la face interne du placenta, et qui, en se réunissant de proche en proche, forment son tronc. Cette veine va du placenta au bas-ventre de l'enfant. Les deux arteres partent du bas-ventre, et vont se rendre à la masse du placenta, où elles se divisent en une infinité de rameaux.

L'usage de la veine ombilicaire est de porter le sang du placenta au fœtus, pour le nourrir. Celui des arteres est au contraire de reporter le résidu du sang, du fœtus au placenta.

Le cordon ombilical part ordinairement du milieu du placenta. Il part aussi quelquefois de son bord; alors le placenta est ce qu'on appelle en raquette. J'en ai vu plus d'un de cette façon, et le cordon étoit très-près du bord.

La longueur du cordon est ordinairement d'un pied et demi, ou de deux pieds. S'il est de beaucoup plus long, et qu'il vienne à s'entortiller à quelque partie du corps de l'enfant; ou si par contraire il est trop court, l'accouchement en peut être retardé; ou bien le placenta se détache en totalité ou en partie, et alors il y a perte de sang, et danger pour la vie de la mere; ou bien il occasion-

nera la rupture du cordon, ou le renver-
sement de la matrice. On parlera ailleurs de ce dernier accident , et des
moyens d'y remédier. Quant à la perte
de sang occasionnée par le détachement
du placenta , la seule voie est celle que
nous avons indiquée plus haut; le prompt
accouchement.

On a observé , que plus le cordo étoit
roide, plus aisément il rompoit; et que
plus il paroissoit flasque et mou , plus
il étoit solide. Il est également d'expérience, que plus un cordon est gros ,
moins il résiste à l'extraction du placenta ;
et que plus il est mince , plus il est ferme.

L'usage du cordon , après l'accouchement , est de tirer à soi le placenta ,
lorsqu'il est décolé de la matrice. Il sert
encore de guide à la main de l'accoucheur , pour détacher le placenta , quand
il est adhérant à la matrice. Ses autres
usages ont été assez démontrés en parlant de la veine ombilicaire , et des deux
arteres qui la forment.

I X. *Membranes du Fœtus.*

Les membranes, qu'on nomme *secon-
dines* , parce qu'elles sont deux, sont, le
chorion et l'amnios , qui forment une
espece de double poche qui renferme le
le fœtus , les eaux et le cordon. L.
membrane du chorion , qui est externe ,

est plus épaisse que celle de l'amnios, qui est interne, qui tapisse le chorion et la face interne du placenta. Ces membranes ont coutume de se déchirer dans les accouchemens ; et si cela n'arrivoit pas, il faudroit que la sage - femme le fît avec ses doigts. L'enfant sort quelquefois, la tête enveloppée de ces membranes ; et les bonnes gens prennent cela pour un signe de bonheur pour l'enfant ainsi coëffé ; d'où est venu le proverbe pour les heureux : il est né coëffé ; superstition similaire à bien d'autres.

X. *Des Eaux contenues dans les membranes avec le Fœtus. On en considere de deux sortes, de vraies et de fausses. De l'usage des vraies.*

Les eaux sont contennes avec le fœtus dans les membranes. On divise ces eaux en vraies et fausses. Les vraies sont contenues dans l'amnios ; elles ne s'écoulent que dans le travail de l'enfantement ; leur usage, en général, est, 1°. d'aider à la dilatation de la matrice, pendant la grossesse, à mesure que le fœtus grossit ; 2°. de servir en partie à la nourriture de ce même fœtus pendant tout le temps de la grossesse ; 3°. de préserver le fœtus des secousses et des contre-coups que lui pourroit causer la mere par ses différens mouvemens ; 4°. d'empêcher aussi que les di-

vers mouvemens que feroit l'enfant vers
les derniers termes de la grossesse, où il
est fort, n'incommodent trop sa mere;
5°. enfin, elles servent de beaucoup à
la dilatation de l'orifice de la matrice et
du vagin, par où l'enfant doit passer lors
de l'accouchement.

Il arrive quelquefois que les eaux renfermées dans les membranes, ne dilatent
point l'orifice de la matrice, ni celui du
vagin. Pourquoi? Parce que ces membranes se déchirent quelquefois, et ces eaux
s'écoulent avant l'accouchement, qui ne
se fait que long-temps après, et qui est
aussi plus laborieux. L'accouchement sera
encore long, si les eaux sont en petite
quantité. Dans ce double cas, il faudra
graisser les parties génitales avec de l'huile,
ou du beurre, ou de la graisse; ou bien
les exposer à la vapeur de l'eau chaude,
dans laquelle on aura fait bouillir de la
pariétaire, des feuilles de guimauve. Cette
fumigation humectante, et souvent répétée, est capable de relâcher les parties,
et de faciliter l'accouchement. On peut
encore employer la saignée, si les forces
de la mere le permettent. Si tout cela n'o-
pere rien, on tâchera d'introduire la main,
et d'amener l'enfant par les pieds, comme
il sera expliqué ailleurs.

Les fausses eaux sont celles qui sont
contenues entre le chorion et l'amnios,

et quelquefois entre la matrice et le chorion. Celles-ci s'écoulent durant la grossesse, ou vers sa fin, mais sans que le
fœtus en souffre ; au lieu que si les vraies
eaux s'écoulent durant la grossesse, le
fœtus périt ordinairement. Ces fausses
eaux n'existent pas toujours ; elles s'écoulent ordinairement durant la grosesse,
sur-tout vers les derniers mois, sans causer d'accidens à la mere et à l'enfant.

CHAPITRE II.

Des Jumeaux.

ON appelle jumeaux deux fœtus d'une
même grossesse ; ils ont tous deux leur
placenta, leur cordon ombilical, leurs
membranes, et leurs eaux particulieres.

Quelquefois les placenta des jumeaux
sont attachés l'un à l'autre, et l'on di
roit qu'il n'y en a qu'un. Ils ressem
blent à deux moitiés d'assiette, qu'on a
voulu réunir, mais qui laissent toujours
appercevoir la ligne de démarcation qui
les sépare. Les placenta étant en cet état,
ils ont quelques vaisseaux de communi-
cation, et chaque fœtus a son amnios
et ses eaux ; mais le chorion est commun
à tous deux.

Lorsque l'accouchement se fait , le chorion se perce et s'ouvre vis - à - vis l'orifice de la matrice. Alors un des fœtus passe par cette ouverture mais la cloison qui est formée par l'amnios , qui les sépare , ne se perce que lorsque la matrice expulse le second fœtus qui vient sortir par l'ouverture où son aîné a passé.

Il arrive quelquefois que les placenta n'ont pas la figure de moitié d'assiette , que nous leur avons supposée , qu'ils l'ont au contraire ronde , et qu'ils sont un peu éloignés l'un de l'autre ; alors chaque fœtus a son chorion et son amnios particulier. Quand les placenta sont ainsi séparés , un des jumeaux peut mourir , sans que l'autre meure ; la cloison qui les sépare empêchant que l'un n'infecte l'autre.

La grossesse des jumeaux n'est pas rare ; celle de trois ou quatre fœtus l'est davantage.

Les femmes grosses de deux enfans , accouchent plus souvent au septieme ou huitieme mois , qu'au neuvieme ; mais celles qui accouchent de trois ou de quatre fœtus , accouchent même avant le septieme , et rarement leurs enfans vivent. Ceux qui naissent au septieme sont plus viables.

Celui des jumeaux qui sort le premier

du ventre de la mere , soit qu'il vienne
au monde naturellement , soit que ce
soit par le secours de l'art , est , ou
doit être tenu pour l'aîné. Ainsi , les
sages-femmes doivent être fort attentives
à remarquer celui qui est sorti, ou qui
a été tiré le premier , à cause des effets
que peut avoir la déclaration qu'elles en
feront , et qui sera consignée dans les
registres publics , pour en faire foi.

Quand la femme est grosse de deux
enfans , elle les sent continuellement remuer ; elle se trouve beaucoup plus pesante, et plus incommodée ; son ventre
est gros et plus large ; et l'on apperçoit
au milieu du ventre une ligne enfoncée ,
qui s'étend du mont de vénus , jusqu'au
cartilage xiphoïde (1) , vulgairement appellé le brechet.

----

(1) Xiphoïde est l'adjectif du mot grec Xi-
phias , qui , dans cette langue, signifie épée. On
donnoit autrefois ce nom à une sorte de poisson
de mer , qui a le museau aigu comme la pointe
d'une épée. Les anatomistes le donnent à un cartilage que l'on nomme vulgairement la fourchette ,
et qui termine la clôture de la poitrine par devant ;
il est au bas du sternum.

CHAPITRE III.

De la Grossesse.

I. *Définition de la Grossesse. Ses différentes especes.*

LA grossesse est l'élévation, l'augmentation du ventre de la femme occasionnées par la formation d'un corps quelconque. On la divise en vraie et fausse ; en simple et composée ; en bonne et mauvaise.

II. *Vraie Grossesse.*

La vraie grossesse est celle qui est produite par un ou plusieurs fœtus véritables ; c'est-à-dire, par un ou plusieurs enfans bien formés.

III. *Fausse Grossesse.*

La fausse est celle qui est produite par toute autre cause, comme par une mole (1), un faux germe, une sorte d'hydropisie, un polype, un squirrhe, des vents, etc. etc. etc. Il faut dire quelque chose de chacune de ces causes de fausse grossesse : commençons par le faux germe.

____

(1) C'est une masse de chair qui se forme dans le sein d'une femme, et qui n'a la forme d'aucun animal vivant ; elles sont animées ; mais elles sortent sans aucun signe de vie.

IV. *Du faux Germe.*

Le faux germe est le produit d'une conception par laquelle il se forme dans la matrice , à-peu-près comme la môle, à l'exception qu'il est moins gros et moins dur ; il ressemble tout-à-fait à un morceau de chair mollasse et informe ; il sort ordinairement de la matrice avant le troisieme mois ; quelquefois il passe ce terme , et pour lors il prend le nom de môle. Les faux germes , suivant une quantité d'auteurs , sont produits par les placenta de fœtus avortons , c'est-à-dire , péris quelque temps après la conception.

V. *De la Môle.*

La môle ne differe du faux germe , qu'en ce qu'elle reste plus long - temps dans la matrice , y séjournant quelquefois des années entieres , et qu'elle y grossit considérablement , et s'y durcit. Elle a ordinairement la forme d'un gésier. Je dis ordinairement, parce qu'on en voit quelquefois qui ressemblent au frai de la grenouille , ou à un amas de petites vessies pleines d'eau. La môle a des arteres et des veines, et se nourrit dans la matrice, comme le fœtus. On ne peut s'empêcher de croire que ces veines et ces arteres s'abouchent aux orifices des vaisseaux de la matrice ; puisqu'après la sortie d'une môle, de même qu'après la sortie d'un faux germe, il survient une perte de sang, quelquefois considérable. Il y a encore cette différence entre la môle et le faux germe, que celui-ci sort sans causer de douleurs ; au lieu que pour rendre la môle, la femme souffre les mêmes douleurs, que dans un vrai accouchement. Il n'y a autre chose à faire en pareil cas, que de remédier à un accident qui arrive quelquefois, qui est une perte de sang. Voyez à ce sujet ce que nous disons, page

VI. *Hydropisie de Matrice.*

L'hydropisie de matrice est un amas d'eau dans sa cavité ; ces eaux ne sont enveloppées d'aucune membrane. Par conséquent, si l'orifice de la matrice vient à s'ouvrir de lui-même, ou par l'application de quelque remede, ces eaux s'écouleront bien vite.

VII. *Polypes et Squirrhes, qui se forment dans la matrice.*

Il se forme aussi quelquefois des polypes (1) et des squirrhes (2) dans la ma-

______

(1) Mot grec qui signifie à plusieurs pieds ; en termes de chirurgie, c'est toute excroissance charnue, molle, ordinairement rouge, quelquefois livide, et d'autres fois blanchâtre. Ses différentes

trice , capables de l'enfler , et de pro-
duire une apparence de fausse grossesse.

VIII. *Vents de Matrice.*

Enfin , il s'amasse quelquefois des
vents dans la matrice , qui la gonflent
considérablement , et font croire à la
femme qu'elle est grosse. Ils sortent quelquefois par le vagin avec autant d'éclat ,
que ceux qui se font passage par l'anus ;
c'est ce qu'on appelle rots utérins. À
mesure que ces vents sortent , le ventre
diminue ; il en est de même de la sortie
des eaux dans le cas d'hydropisie ; et
c'est le seul signe qu'une femme puisse

---

branches, qui sont comme autant de pieds, lui
ont fait donner ce nom. Il se forme ordinairement dans les narines et les ventricules du cœur ;
il se forme aussi quelquefois dans la matrice.
Voyez les excellentes observations sur la cure ra-
dicale des polypes, par M. Levret.

(2) Le squirrhe est une tumeur dure, indolente,
pesante , qui se forme et croît lentement dans
les parties molles du corps, tant internes qu'externes , sans inflammation et changement de couleur Le squirrhe interne s'engendre ordinairement
dans le foie, la rate, le mésentere, le pancréas,
la matrice, et autres visceres. Sa cause est une dureté
de la lymphe ou humeur épaisse, visqueuse, gros-
siere, capable de s'endurcir comme du plâtre. Ce mot
vient du g ec skiros ; en latin, *cæmentum, stuprus,
gypsum* ; moëlon, gravier, plâtre, à cause de la
tumeur qui se pétrifie quelquefois.

avoir, qu'elle n'est grosse, ni de môle, ni de squirrhe. Quelques auteurs ont appellé mal-à-propos, cet amas de vents dans la matrice, môle venteuse; de simples vents n'étant pas capables de former une masse, qui dit quelque chose de solide.

Le faux germe, la môle, l'hydropisie, le squirrhe, le polype, qui s'engendrent dans la matrice, forment donc la fausse grossesse, dont les signes, quoi qu'en disent certains auteurs, sont les mêmes que ceux de la vraie. M. Levret lui-même, qui prétend trouver des signes pour les distinguer, est obligé à la fin de convenir que les signes de la fausse grossesse, ressemblent assez souvent, et à beaucoup d'égards, à la vraie. « En effet, dit-il, l'une et l'autre de ces grossesses s'annonce communément par des nausées, vomissemens, appétits dépravés, dégoûts pour les alimens ordinaires ». N'est-ce pas avouer indirectement, que nous n'avons aucun signe certain de la fausse grossesse? Et si cela est, peut-on employer des remedes pour la guérir?

Cependant ce célebre auteur, que nous sommes fâchés de contredire, conseille les bains; mais les bains, on ne les emploie que pour relâcher toutes les parties du corps, et principalement en cette occa-

sion , les parties de la génération. Si
donc les symptômes des deux grossesses
sont les memes ; quel risque ne coure-
t-on pas de se tromper , en appliquant un
remede , qui peut autant nuire à la vraie
grossesse , en procurant l'avortement ,
que profiter à la fausse , en délivrant la
femme d'un faux fœtus ?

On pourra me dire que les mouvemens ou remuemens que sent une femme
grosse , peuvent être regardés comme un
signe de véritable grossesse. Mais n'a-
t-on pas vu des femmes grosses de môles ,
sentir les mêmes mouvemens ? Nous parlerons bientôt des signes de grossesse ,
et la question s'éclaircira encore mieux.
Achevons d'expliquer toutes les sortes de
grossesses , que nous n'avons fait encore
qu'annoncer.

ı X. *Bonne et mauvaise Grossesse.*

Outre la vraie et la fausse grossesse ,
il y en a une bonne et une mauvaise.
Elle est bonne , quand le fœtus se forme
dans la matrice ; elle est mauvaise, quand
il se forme dans l'ovaire et dans la trompe ; et ce sont les deux plus mauvaises
de toutes les grossesses ; il en coûte la
plupart du temps la vie à la mere et à
l'enfant.

X. *Simple Grossesse et Grossesse
composée.*

Nous avons encore distingué la grossesse en simple et composée. On la nomme simple, quand la femme n'est grosse que d'un fœtus ; on la dit composée, quand elle l'est de plusieurs. Il y en a une troisieme qu'on nomme compliquée ; c'est celle où, avec un vrai fœtus dont la femme est grosse, il se trouve en même temps une môle, ou toute autre cause de fausse grossesse.

CHAPITRE IV.

Des signes de Grossesse.

QUELQUE incertains que soient les signes de grossesse, pour décider avec une pleine assurance de la vraie ou fausse grossesse, nous ne pouvons néanmoins nous dispenser totalement d'en parler. On les distingue en rationnels (1) et sensibles.

(1) J'appelle signes rationnels, ceux qui, quoique sensibles, dépendent plus de l'usage qu'on fait de sa raison, que du témoignage des sens ; comme si j'apperçois un paquet de lierre ou de buis sur la porte d'une maison, je le prends pour un signe qu'on vend vin, bien que cela puisse être faux : j'appelle, au contraire, signe sensible, celui qui dépend plus de la vue, du toucher, etc. que du raisonnement.

I. *Signes rationnels de Grossesse.*

Les signes rationnels de grossesse sont, 1°. la suppression des regles ou ordinaires ; 2°. les nausées ou envies de vomir ; 3°. les vomissemens même fréquens et violens ; 4°. l'élévation du ventre ; 5°. les pesanteurs de tête ; 6°. la lassitude dans les membres ; 7°. les douleurs de dents ; 8°. la nonchalance ; 9°. le dégoût des plaisirs vénériens (1) ; 10°. le défaut d'appétit , joint à une bizarre envie de manger toute autre chose que les alimens naturels et communs, et d'en desirer de particuliers; 11°. (2) la diffi-

---

(1) Il est certain que les femelles des animaux, dès qu'elles sont pleines , ne souffrent plus les approches du mâle. La nature n'est pas également sage dans toutes les femmes, ou ne se fait pas si bien obéir par elles. Toutes n'imitent pas la chasteté de Zénobie, reine de Palmyre, dont l'histoire fait tant d'éloges. Cette chaste reine ne souffroit qu'une fois le roi , son époux , et simplement dans la vue de lui donner des enfans ; puis attendoit le retour de ses mois pour se rejoindre à lui. Par-là elle ne s'exposoit pas à l'inconvénient des avortemens. Car je ne suis pas du sentiment d'un auteur, qui a osé dire : que la femme qui , durant sa grossesse, use plus souvent du coït qu'une autre, accouche aussi plus facilement et plus heureusement , et qui tourne en dérision la louable chasteté de Zénobie.

(2) Il est étonnant jusqu'où va quelquefois cette envie des femmes grosses , jusqu'à manger du

culté de respirer ; 12°. la mélancolie ; 13°. les picottemens dans le sein , et les douleurs qu'ils y causent ; 14°. des yeux abattus , et comme mourans , enfoncés , avec des paupieres mollasses et entourées d'un cercle violet. Ajoutons-y le gouflement des mammelles. Tous ces signes pris conjointement ou séparément , sont , si vous voulez , des signes probables , mais non indubitables de grossesse ; parce que l'expérience a démontré cent fois , qu'ils se rencontrent aussi bien dans une fausse , que dans une véritable grossesse , et dans une femme qui n'est grosse d'aucune grossesse.

II. *Signe sensible de Grossesse : le Toucher.*

Voilà pour les signes rationnels. A l'égard des signes sensibles , il n'y en a qu'un, c'est le toucher , sur lequel je suis forcé de m'étendre un peu.

III. *Définition du toucher ; son utilité, ses usages.*

Le toucher, en général , dans l'art des

---

plâtre, du charbon, etc.; il y en a d'autres à qui tout fait envie ; et si elles ne se satisfont pas, leur fruit en est taché , comme on dit. Préjugé que cela. Ces phénomènes ont une autre cause que nous ignorons.

D

accouchemens, est une opération de la main, qui se fait en introduisant un ou plusieurs doigts dans le vagin, afin de connoître en quel état se trouve le museau de la matrice, et savoir s'il n'est pas vicié ; si la femme est grosse ou pas ; à quel terme elle est. Par l'attouchement on connoît encore si le bassin est bien ou mal conformé, et si dans le temps de l'accouchement, l'orifice de la matrice se dilate ; si l'enfant se présente dans une bonne ou mauvaise situation. Il ne s'agit ici du toucher, que par rapport à la grossesse.

IV. *Précautions pour le toucher.*

L'opération du toucher, dans quelque cas que ce puisse être, demande de la sage-femme beaucoup d'adresse et de délicatesse. C'est souvent de la façon qu'on voit qu'elle s'y prend, que dépend le jugement qu'on porte de sa dextérité à faciliter l'accouchement naturel, et à terminer celui qui est contre nature. Il seroit d'abord à desirer que toute accoucheuse appellée pour le cas dont il s'agit ici, eût la main extrêmement petite, et les doigts allongés. Mais, au moins, ce qu'on doit faire avant l'opération du toucher, c'est d'avoir les mains propres, les ongles faits, et point d'anneau dans les doigts.

V. *Situations qu'on peut faire prendre à une femme que l'on touche.*

Il y a bien des situations qu'on peut faire prendre à une femme grosse, ou supposée grosse, qu'on veut toucher ; comme, de la faire tenir de bout, à genoux, accroupie. Mais la meilleure est de la faire coucher sur le dos et sur le bord du lit, ni trop haut, ni trop bas, un peu dur, et que la femme ait la tête et la poitrine plus élevées que le bas-ventre ; que ses jambes soient pliées, et ses genoux écartés. L'accoucheuse aura soin de se graisser le doigt du milieu (1), et l'introduira dans le vagin, en le portant en bas du côté du coccix, qui est l'endroit où le museau de la matrice est ordinairement situé. Il faudra aussi que la

____

(1) C'est ordinairement du beurre, de l'huile, de la graisse, etc. qu'on emploie pour se graisser les doigts pour toucher. J'observerai ici que ces sortes de substances, introduites dans le vagin et au col de la matrice, deviennent âcres et irritantes par la chaleur de ces parties ; d'où il s'en suit des irritations, des cuissons, des démangeaisons, de légeres inflammations de ces mêmes parties. On peut prévenir ces sortes d'accidens, en se servant du blanc d'œuf, qui, loin de les causer, les empêchera par sa vertu tempérante et rafraîchissante ; il a d'ailleurs beaucoup d'analogie avec l'humeur glaireuse qui humecte et lubréfie le vagin.

femme qui se fera toucher , releve un
peu les fesses.

VI. *Observations qu'on fait par le toucher.*

Il sera difficile , aux premiers mois de
la grossesse , de connoître les changemens qui arrivent au museau de la matrice. Il ne le sera pas moins de s'assurer
de l'endroit positif qu'occupera ce viscere
pendant ces premiers mois ; cela dépendant
du nombre des enfans dont la femme sera
grosse , de leur volume , ainsi que des placenta , de la quantité plus ou moins grande
des vraies et des fausses eaux contenues
dans les membranes. Les volumes de
toutes ces substances occasionnent bien
des changemens au museau de tanche.

Cependant , si une femme , après avoir
éprouvé quelques - uns des signes rationnels , que nous avons nommés plus haut ,
se fait toucher ; voici ce qu'on observe
ordinairement à cet égard.

1°. Si c'est au troisieme mois , on
trouvera que le museau de tanche est un
peu plus éloigné qu'à l'ordinaire , la
matrice plus volumineuse , et élevée un
travers de doigt au dessus des os pubis.

2°. Au quatrieme mois , on a plus
d'espace à parcourir dans le vagin , pour
atteindre au museau de tanche , qui est
plus élevé , plus court et plus porté vers

le coccix ; le corps de la matrice est plus pesant ; son fond commence à se loger dans le grand bassin , et est élevé de trois travers de doigts au dessus du pubis ; alors il est capable de compression. Par conséquent , si on vient à toucher la femme couchée sur le dos, de la maniere que je l'ai conseillé , en introduisant , comme j'ai dit , le doigt du milieu dans le vagin , qui soulevera tant soit peu le col de la matrice , appliquant en même temps la main à plat au dessus du mont de vénus , qui pressera un peu le fond de ce viscere , on sentira quelques petits mouvemens du fœtus , à cause de la gêne où il se trouvera.

3°. En touchant de cette façon au cinquieme ou sixieme mois , les mouvemens de l'enfant sont plus sensibles , le museau de tanche plus en arriere , et plus difficile à trouver ; le ventre est plus gros ; le fond de la matrice est alors d'environ deux travers de doigts au dessus du nombril ; il est sensible à cet endroit.

4°. Au septieme et huitieme mois , (termes auxquels l'enfant est viable) le fond de la matrice est plus élevé de deux ou trois travers de doigts, que dans les mois précédens ; il touche l'estomac ; le museau de tanche devient plus gros, plus mollet, plus court , et commence à s'effacer ; quelquefois la tête de l'enfant est sur le détroit supérieur ; le ventre est encore plus volumineux , etc. Ces deux mois sont pour l'ordinaire pénibles à certaines femmes , à cause qu'elles ont des vomissemens très-fréquens , qui viennent de ce que (comme nous venons de dire) la matrice touche l'estomac. Ce qu'elles doivent faire alors , est de manger peu et souvent ; ne prendre que de bons alimens , des alimens légers , de facile digestion ; avoir sur-tout attention au pain , qu'il soit de pur froment , bien passé et bien boulangé.

5°. Enfin , au neuvieme mois , qui est le véritable terme de la grossesse , le museau de tanche est entiérement effacé , sur-tout chez les femmes qui ne sont grosses que pour la premiere fois : l'orifice est ouvert au point de pouvoir y introduire le bout du petit doigt ; et cette ouverture devient plus ou moins grande , selon que l'accouchement est plus prochain ou plus éloigné , et suivant que la matrice aura été obligée d'emprunter de son col pour s'étendre relativement au volume de l'enfant , et de ses dépendances.

Si une femme est réellement grosse , on ne conteste pas qu'elle sentira remuer son enfant dès le quatrieme ou cinquieme mois. Mais qu'on se souvienne de ce que j'ai dit , et que je ne puis trop répéter , que si elle est grosse d'une môle , elle

pourra sentir le même remuement , et par
conséquent que ce remuement n'est pas
un signe infaillible de vraie grossesse ,
et que d'habiles accoucheurs y ont été
trompés. Que fera donc une sage-femme
véritablement sage , c'est-à-dire , prudente , si on l'appelle pour prononcer sur
une grossesse vraie ou apparente ? Ce
sera , de peur de se tromper dans une
chose qui n'a point de signes certains
et infaillibles , de ne jamais décider affir-
mativement ce qu'elle ne peut connoître
clairement , pour ne pas compromettre sa
réputation , et induire les autres à erreur.

Les changemens qui arrivent à la matrice à tous les mois de la vraie grossesse ,
peuvent également arriver dans le cas d'une
fausse grossesse. Ceux qui auront touché
des femmes grosses de vraie ou de fausse
grossesse , doivent avoir observé ce que
j'ai moi-même observé tant de fois ; qu'on
ne peut décider positivement ce qu'il est
impossible de reconnoître. Sur ce prin-
cipe on doit sur-tout s'abstenir de prononcer , si on est appellé pour visiter une
femme qui est en prison , et qui a mérité
d'être jugée à mort ; car , dans un doute
si bien fondé , il convient d'attendre la
sortie des substances dont elle est grosse :
et quel inconvénient seroit celui-là , si ,
sur la décision d'un chirurgien ou d'une
sage-femme, on faisoit périr celle qui por-

teroit un véritable fruit, qui périroit immanquablement avec elle?

VII. *Avis au sujet du toucher.*

On ne doit pas répéter trop souvent
l'opération du toucher, crainte de causer
quelque inflammation au vagin, ou au col
de la matrice, ou des douleurs qui pourroient avancer l'accouchement. On doit
encore la faire avec beaucoup de ménagement et de circonspection, à l'égard de
certaines femmes, et filles sur-tout, dont
la pudeur souffre beaucoup en pareille
occasion.

Je devois dire encore, que si on touche
une femme naturellement ventrue, on la
fera coucher sur le côté droit ou gauche,
n'importe, pour faire déplacer les boyaux
de dessus la matrice, afin de mieux toucher
le fond de celle-ci ; la faisant placer sur
un des bords du lit, de maniere qu'elle
tourne le dos au bord ; on lui fera plier
les cuisses et les jambes, en les lui faisant
écarter ; puis on se placera par derriere,
et on la touchera, en introduisant le plus
long doigt dans le vagin par derriere les
cuisses, appliquant l'autre main à plat sur
le ventre.

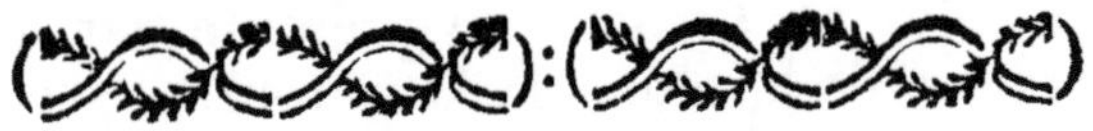

IIIᵉ. PARTIE,

CONTENANT

L'Accouchement, en général. Le vrai travail de l'Enfantement. Le Toucher pendant le travail de l'enfantement. Le faux travail. L'Accouchement naturel. La Délivrance. Le traitement de l'accouchée. Le traitement de l'enfant. Les Lochies. La Fievre de lait.

CHAPITRE PREMIER.

De l'Accouchement. Sa définition. Sa division. Son terme. Son mécanisme.

I. *Définition de l'accouchement, en général.*

On appelle, en général, accouchement, toute sortie d'un fœtus hors de la matrice, à quelque terme qu'elle arrive, avec son placenta, ses membranes et ses eaux.

II. *Deux sortes d'accouchemens ; l'un naturel ; l'autre contre nature.*

Premierement, L'accouchement naturel

D 5

est celui où l'enfant se présente par le sommet de la tête, la face tournée vers une des symphyses sacro-iliaques, et l'occiput, ou derriere de la tête, se plongeant plus que le front.

La tête du fœtus, dans cette position, que j'appelle naturelle, passe dans le petit bassin; et à mesure qu'elle descend, la face se tourne dans la courbure du sacrum; et lorsqu'elle est arrivée à la pointe de cet os, l'occiput s'engage sous l'arcade des os pubis; et ensuite on sent qu'il se releve peu à peu de dessous cette arcade, et que la face force le coccix de se porter en arriere. Telle est, ou plutôt telle doit être la position de la tête du fœtus; telle est la route qu'il tient, et qu'il doit tenir, quand l'accouchement est naturel (1).

____

(1) Quelques auteurs ont appellé situation naturelle, ce que je nomme accouchement naturel; d'autres ont entendu par accouchement naturel, celui qui se fait sans le secours de l'art. Pour moi, je crois qu'il faut s'entendre, et qu'un accouchement est naturel, quand il arrive selon le cours ordinaire de la nature. Car, n'est-il pas vrai, par exemple, qu'à considérer les diametres de la tête de l'enfant, et ceux du bassin, si l'enfant bien conformé se présente dans la position que j'ai décrit plus haut (ce qui arrive quatre-vingt-dix fois pour une) la tête passera facilement et naturellement dans le détroit supérieur, et que si elle se présente dans toute autre situation, qui

Mais, pour completter cet accouchement, il faut des conditions, tant de la part de la mere, que de la part de l'enfant. De la part de la mere ; que son bassin soit bien conformé, que la mere soit jeune, forte et vigoureuse, que les parties molles de la génération soient bien disposées, la matrice dans une bonne direction, etc. etc. etc.

De la part de l'enfant, qu'il soit à terme vivant, d'un volume raisonnable, pour franchir l'entrée et la sortie du petit

---

n'est pas à beaucoup près ordinaire, comme par une oreille, par la face, etc. ou s'il présente un pied, un bras, les fesses, la poitrine, etc. l'accouchement sera difficile, long et dangereux, en un mot, contre nature ; qu'il faudra secourir cette nature, qui par elle-même ne pourra se délivrer; ce qui ne seroit pas arrivé, si la mere avoit accouché selon le cours ordinaire de la nature ?

On me dira, sans doute, qu'on voit tous les jours des enfans venir au monde, et venir à bien, par les pieds, par les fesses, et par toute autre partie du corps, sans que la mere soit dans un plus pénible travail, et sans qu'il arrive le plus petit accident. D'accord ; mais on doit observer que cela n'arrive que par accident ; ce sera, par exemple, ou, parce que l'enfant est d'un très-petit volume, ou que le bassin de la mere se trouve extrêmement bien conformé, ou pour quelqu'autre cause qui a procuré à l'enfant un plus libre passage ; ce qui n'empêche pas que l'accouchement ne soit contre nature, à cause qu'il n'est pas ordinaire.

bassin ; qu'il soit vigoureux, que sa tête ne soit ni trop grosse, ni trop solide ; qu'il n'ait aucunes parties superflues ; que son cordon ne soit trop court, ni entortillé autour du col, etc. etc. etc.

Secondement. On comprend maintenant que l'accouchement contre nature sera celui où l'enfant présentera toute autre partie que le sinciput, ou sommet de la tête, et ne la présentera pas la face tournée vers une des symphyses sacro-iliaques.

Outre cela, la mere et l'enfant peuvent encore rendre l'accouchement contre nature, quand l'un ou l'autre, ou l'un et l'autre n'ont pas les conditions que nous avons détaillées, et que nous n'avons pas toutes nommées, pour completter un accouchement naturel.

Je ne crois pas qu'il soit besoin de dire que dans ces sortes d'accouchemens contre nature, qui dépendent de quelques vices de conformation, soit des parties dures, ou des parties molles de la mere, ou d'un excès de volume de l'enfant, ou de quelques parties qu'il auroit de superflues ; il ne faut jamais manquer d'appeller du secours, pour terminer ces sortes d'accouchemens, soit avec les mains, soit avec les instrumens de chirurgie. En un mot, ceci doit servir de regle générale ;

toutes les fois qu'on est à bout de son art, il faut recourir à l'art d'autrui.

Je ne dirai rien de plus sur l'accouchement contre nature, à cause qu'il y a trop à dire, et qu'il doit faire tout seul le sujet de la quatrieme Partie, qui sera très-longue.

III. *Terme de l'accouchement.*

L'accouchement qui se fait avant le septieme mois, s'appelle avortement, ou fausse couche. Celui qui arrive entre le septieme et le neuvieme, se nomme prématuré.

L'accouchement ordinaire, ou à terme, arrive au bout de neuf mois et quelques jours, c'est-à-dire, au bout de deux cens soixante-dix, ou deux cens quatre - vingt jours. Mais jamais la nature ne retarde ce terme fixe, comme le veulent certains auteurs, qui rapportent des faits qui paroissent apocryphes. Ceux qui seront curieux sur ce sujet, ou qui voudront revenir de l'erreur où ils sont, que la nature retarde de plus de neuf mois le terme de l'accouchement, pourront voir les excellens Mémoires de M. Louis (1),

(1) Secrétaire perpétuel de l'académie royale de chirurgie, professeur et censeur royal, chirurgien consultant des armées du Roi, de la société royale des sciences de Montpellier, inspecteur des hôpitaux militaires et de charité du royaume, docteur en droit de la faculté de Paris, avocat en parlement, dont la plume a enrichi la chirurgie de tant de belles connoissances.

contre la légitimité des naissances préten-
dues tardives ; la réfutation de celui deM. le
Bas. Ce célebre auteur démontre , jusqu'à
l'évidence, que, selon les loix de la nature ,
le terme de l'accouchement d'un enfant viable , pour le plus court , est de cent quatre-
vingt-deux jours , c'est-à-dire, six mois entiers , et pour le plus long,de deux cens qua-
tre-vingt jours , c'est-à-dire , de neuf mois
entiers et dix jours : de sorte que d'après
M. Louis , on doit regarder tous les accouchemens qui passent ce terme, fixés d'ailleurs par Hypocrate, comme des histoires
suspectes , des faits prétendus, que l'honneur ou l'intérêt ont fait supposer. En effet,
il n'est pas rare aujourd'hui (vu la corruption des mœurs) de voir des femmes
veuves et sans enfans, dominées par l'envie du bien , ou des plaisirs , du physique
de l'amour , vouloir faire passer pour des
grossesses légitimes , des grossesses qui ne
sont que du temps de leurs veuvages.

I V. *Mécanisme de l'Accouchement.*

Disons maintenant un mot du mécanisme même de l'accouchement.

Je ne m'étendrai pas beaucoup sur une
matiere que des auteurs très-savans et très-
estimables ont traité avec beaucoup d'étendue. N'écrivaut point pour les gens de
l'art, seulement pour le peuple ; il est inutile de traiter un sujet où il faudroit en-

trer dans des détails qui supposeroient des connoissances, que n'a point le peuple ; mais ceux qui desireront s'instruire fort au long, pourront consulter le beau Mémoire du célebre Petit, sur le mécanisme de l'accouchement, et l'art des accouchemens, par M. Levret.

Cependant, nous dirons que ce n'est pas l'enfant qui cherche à sortir de la matrice, comme le croit le peuple, et comme quelques-uns l'out voulu dire ; c'est plutôt la matrice qui s'efforce de l'expulser. Car, comme dit M. de Leurie, « Je regarde l'enfant purement passif, c'est-à-dire, qu'il ne travaille point à sortir de sa prison ; c'est la matrice qui est active, et qui fait tout l'ouvrage ; l'enfant mort ou vivant ; les germes avortes, les môles ; tous les corps inanimés sont expulsés par la matrice et par la même action. Si cela n'étoit pas, comment pourroient-ils sortir ? (1) Rien ne me paroît plus vraisemblable.

------

(1) Je fais un vrai cas des lumieres et des talens de M. de Leurie, sous qui j'ai eu le bonheur d'étudier l'art des accouchemens. Ce que j'ai le plus admiré en lui, dans le temps que j'étudiois sous lui, et qu'il me fit l'honneur de m'accorder une place dans la savante école-pratique de chirurgie ; c'est l'émulation qu'il sait donner à ses éleves.

Il est certain que la matrice est le principal organe où se forme l'enfant, et où
il prend ses accroissemens durant la grossesse. Pendant tou. ce temps, la matrice ne cesse de s'étendre et de se dilater;
mais vient un temps où elle ne le peut
plus, à cause que l'étoffe manque; elle se
trouve pour-lors gênée; elle souffre même
un peu; ses fibres s'irritent et se roidissent; ce qui oblige ce viscere à se contracter, à se resserrer, à peser par conséquent
sur le fœtus, et à le pousser dehors. L'irritation des fibres de la matrice continuant
toujours, et allant même en augmentant, se
communique au diaphragme, qui est cette
espece de cloison musculeuse, qui sépare
la poitrine du bas-ventre, et aux muscles de cette capacité; et ces organes se
trouvant ainsi irrités, deviennent comme
autant de puissances mécaniques, qui pressent le fœtus, et l'obligent à sortir. Malgré cela, il ne sort tout-à-fait, qu'après
la dilatation qui se fait de l'orifice de la
matrice, du vagin, des caroncules, des
grandes et des petites levres, etc. etc.

Voilà en peu de mots, quel est vraisemblablement l'étonnant mécanisme de
l'accouchement, qu'on ne peut, à proprement parler, connoître que par conjecture,
comme tant d'autres mysteres de la nature : car la nature a ses mysteres, comme
la religion; on n'est conduit ni aux uns,

ni aux autres , par l'évidence ; on est conduit aux derniers par une autorité divine ;
c'est l'avantage des seconds sur les premiers. Mais d'où vient que ce mécanisme
se fait plus lentement dans certains accouchemens que dans d'autres ? On ne sauroit
en dire positivement la raison , quoique
d'autres en cela soient plus hardis que moi.

La matrice peut être irritée naturellement, ou accidentellement. Dans le premier cas, elle le sera de la maniere que
nous avons dit , et qu'il est inutile de re-
dire ici ; dans le second , ce sera ou par
les coups qu'on aura reçus, ou par les chûtes qu'on aura faites , ou par les convulsions qu'on éprouvera , ou par une forte
toux , une toux fréquente, ou par des vomissemens violens, etc. etc. etc. Tous
ces accidens , et bien d'autres , peuvent
causer un avortement, qu'on appelle vulgairement fausse couche. L'irritation accidentelle peut aussi causer l'accouchement ,
qu'on appelle prématuré, qui peut aussi ,
sans irritation de matrice , arriver aux
jeunes femmes délicates et maladives.

CHAPITRE II.

Du vrai travail de l'Enfantement.
Des signes qui l'annoncent.

Quand le terme d'accoucher est venu,
quantité de symptômes et d'accidens
annoncent ce qu'on appelle le vrai travail de l'enfantement, qui annonce lui-
même la venue d'un fruit précieux, que
l'auteur de la nature a confié à la femme
pour le faire mûrir.

I. *Trois temps du vrai travail. Pre-mier instant.*

On partage le vrai travail en trois instans.

Dans le premier, la femme se sent
plus légere que les jours précédens ; son
ventre baisse ; elle a de fréquentes envies
d'aller à la selle et d'uriner ; elle sent
une espece de mal-aise dans tout le corps ;
elle a le vagin humecté d'une humeur glaireuse qui s'écoule ; elle ressent des douleurs au bas des reins ; on dit alors que
les mouches la piquent. Tout cela, en effet,
annonce quelque chose ; les grandes levres commencent à se gonfler ; l'orifice
de la matrice s'ouvre peu-à-peu de la largeur d'une piece de 12 sols.

II. *Deuxieme instant du vrai travail.*

Dans le deuxieme instant , la femme sent non-seulement des douleurs au bas des reins , mais encore dans les hanches , dans les aines et dans le mont de vénus. Ces douleurs durent long-temps , et laissent entre elles peu d'intervalle ; le pouls s'éleve ; il survient une chaleur par tout le corps qui augmente à chaque instant ; on sent des pesanteurs vers le siége ; la respiration devient plus gênée ; le visage s'allume ; il survient quelquefois un tremblement qui se fait sentir jusqu'aux cuisses ; le col de la matrice s'engage dans le petit bassin , et se porte vers le pubis ; il s'écoule des matieres teintes de sang ; on dit alors que la femme marque. Si on la touche , on sent que le museau de tanche est entiérement défiguré , et qu'il ressemble beaucoup à un bourrelet plus ou moins épais ; l'orifice de la matrice s'ouvre à-peu-près de la largeur d'un écu de trois liv. Alors la portion des membranes qui se trouve vis-à-vis de l'ouverture de cet orifice , s'y introduit , et avance à chaque douleur , avec une quantité plus ou moins grande d'eaux , et forme comme une bosse dans le vagin. Si cette bosse ne s'annonce pas , on peut se méfier qu'il y a très-peu d'eau , ou qu'elles sont écoulées.

Si ces derniers signes duroient long-
temps, ou qu'ils augmentassent beaucoup,
il faudroit saigner la femme, et ne pas
même tarder.

I I I. *Instant du vrai travail.*

Dans le troisieme instant, qui est comme
la fin du travail, les douleurs sont plus fréquentes, plus longues, plus fortes, plus ex-
pulsives ; et comme le dit M. Levret, « la
femme est machinalement déterminée à
pousser le fœtus dehors ; la chaleur est ex-
trèmement vive et considérable ; le pouls
est très élevé ; la respiration très-gênée ;
le col de la matrice très - rapproché de
l'entrée du vagin ; son orifice très-
dilaté , à-peu-près de la largeur d'un écu
de 6 liv. On sent à sa partie antérieure ,
un bourrelet qui ne se forme que dans
l'accouchement naturel : les membranes
très-avancées contiennent une plus grande
quantité d'eau , qui se font sentir à l'entrée du vagin ; bientôt ces membranes se
déchirent dans le temps d'une violente douleur, et leurs eaux s'écoulent ; la tête du
fœtus franchit l'orifice de la matrice, par-
courant le vagin , et vient enfin border
les grandes levres et la fourchette, dont la
dilatation se fait plus ou moins lentement ;
et lorsque ce dernier passage est suffisamment ouvert et dilaté , s'il survient une
contraction , la tête passe , et dans le

moment qu'elle va passer, la femme éprouve quelquefois des frissons, des tremblemens et des especes de vomissemens ».

IV. *Observations sur le vrai travail de l'enfantement.*

Il arrive quelquefois qu'une femme accouche presque tout d'un coup, et sans éprouver aucun des symptômes dont nous venons de parler.

Dans ce cas, il y a des accidens à craindre, sur-tout à un premier accouchement ; car, comme dit le savant M. de Leurie, « un accouchement prompt n'est pas toujours celui qui doit le plus flatter et réjouir la personne qui accouche. On doit toujours être en garde contre deux accidens, dont le plus grand est la perte de sang, et le plus léger, le déchirement de la fourchette ».

V. *Le vrai travail de l'enfantement n'est point limité au juste.*

On ne peut limiter au juste le travail de l'enfantement ; car on voit des femmes y être très-peu de temps, et d'autres y être un temps considérable ; comme on en voit qui ont un très-long travail dans un accouchement, qui, dans un autre, sera de très-courte durée. On ne peut gueres attribuer ces différences qu'à la disposition de la matrice, dont les fibres

seront ou trop foibles ou trop roides ;
au volume plus ou moins considérable de
l'enfant ; au diametre plus ou moins grand
du bassin. On voit aussi des femmes en
travail, souffrir les plus vives douleurs,
tandis que d'autres n'en éprouvent que de
supportables (1).

CHAPITRE III.

Du Toucher pendant le travail de l'enfantement.

On fait l'opération du toucher, pendant le travail, pour quatre raisons.

I. *Premiere raison.*

Pour examiner le degré de dilatation

(1) Il falloit que celles de la Reine de Na-
varre (Jeanne d'Albert) fussent de la nature de
celles-ci ; puisqu'elle eut la force de chanter en
accouchant d'Henri IV. Son pere lui avoit promis
de lui remettre son testament entre les mains,
si dans les douleurs de l'enfantement elle chantoit
une chanson; afin, disoit-il, que l'enfant qu'elle
mettroit au monde, ne fût ni pleureur, ni re-
chigneur. Elle promit, et tint parole. Au moment que les fortes douleurs la prirent, elle
chanta cette chanson Béarnoise : Noste-Dame
d'cou cap d'cou pouent, adjuda-mi en aqueste
houre, c'est-à-dire, Notre-Dame du bout du
pont, aidez-moi à l'heure présente.

de l'orifice de la matrice, afin de juger si l'accouchement est près de se faire ou non. On se souviendra, à cet égard, de ce que j'ai dit, en distinguant trois temps dans le travail; que dans le premier, la dilatation de l'orifice étoit de la largeur d'une piece de douze sols; dans le second, de la largeur d'un petit écu; et dans le troisieme, de celle d'un double écu. Ainsi, selon que l'orifice sera plus ou moins dilaté, on jugera de l'accouchement plus ou moins prochain.

Ces trois degrés de dilatation arrivent ordinairement par succession, laissant quelque intervalle entre eux; et quelquefois il arrive que la plus grande dilatation se fait tout d'un coup: car, on voit des femmes, qui, dès les premieres douleurs, ont l'orifice de la matrice très-dilaté; la poche des eaux entiérement formée, prête à percer, et qui accouchent tout d'un coup. Cette prompte dilatation qui cause un prompt accouchement, a plusieurs causes; 1°. l'extrême petitesse de l'enfant; 2°. l'extrême largeur du bassin, de son entrée, de sa sortie, de sa cavité; 3°. le peu de roideur de la matrice; 4°. les abondantes pertes de sang durant la grossesse; 5°. lorsque durant cette grossesse, la matrice a été obligée d'employer de son col pour se dilater et s'étendre, n'ayant pas assez de son corps et de son fond; lorsqu'une femme s'occupant à de grands travaux , est obligée à se tenir long-temps de bout ; 7°. la force et la promptitude avec lesquelles la matrice se contracte et pousse l'enfant.

II. *Deuxieme raison.*

C'est pour savoir quand l'orifice de la matrice est suffisamment dilaté , si les membranes et les eaux sont beaucoup avancées. Ces membranes et leurs eaux peuvent se présenter sous deux différentes formes ; en boule , et en boudin. Certains accoucheurs disent qu'elles se forment en boule , quand le fœtus présente ou la tête , ou les fesses , ou la poitrine ; et qu'elles se forment en boudin , lorsque le fœtus présente la main ou le pied. Rien n'est plus incertain , puisqu'on voit tous les jours la poche formée par les membranes et les eaux , en forme de boudin , soit que l'enfant se présente à l'orifice par la tête , ou par les fesses , ou par la poitrine , ou par le ventre. Ces différentes formes dépendent de la structure des membranes plus ou moins lâches , de la quantité des eaux plus ou moins grande , et du plus ou moins de dilatation de l'orifice de la matrice.

C'est la nature ordinairement qui fait percer les membranes au dernier terme du travail , et qui fait écouler les eaux. Mais il est des cas où elles ont besoin

qu'on

qu'on les perce ; comme lorsque la femme tombe en délire ou en convulsion, ou qu'il y a hémorrhagie considérable, capable de la faire périr, ou quand ces membranes sont trop dures, qu'elles remplissent le vagin, et qu'elles retardent l'accouchement. Mais il ne faudroit, dans ces cas, entreprendre de percer ces membranes, que quand l'orifice de la matrice seroit suffisamment dilaté pour pouvoir laisser passer la tête du fœtus, dans le cas de l'accouchement naturel, et qu'on pût introduire sa main pour aller chercher les pieds de l'enfant, si l'accouchement étoit contre nature. C'est toujours pendant la durée de la douleur, qu'il faut percer les membranes : ce qui se fait aisément en les pinçant avec l'index et le pouce, et les tordant un peu.

Il faut observer que si on touche une femme en travail pendant ses douleurs, la poche qui contient les eaux est très-tendue et très-dure ; au lieu qu'en leur absence, elle est très-molle et très-lâche ; par où l'on voit qu'il sera bien plus aisé de percer les membranes pendant le temps des douleurs qu'en leur absence.

Il y a des accoucheurs qui conseillent de percer ces membranes, en les usant avec l'ongle, à force de les gratter. Cette façon d'opérer seroit bien longue, sans compter qu'on doit avoir les ongles bien

rognés , avant de se mettre à opérer , pour
ne blesser ni le vagin ni la matrice.

Il arrive quelquefois que les membranes
percent dès le commencement du travail , et même avant ; ce qui est très-dangereux si le fœtus ne sort tout de suite ,
à cause que les eaux étant écoulées , les
parties molles viennent à se dessécher , et
l'accouchement en devient plus tardif et
plus difficile. Cet écoulement prématuré
n'est donc pas avantageux à la femme qui
accouche. Que faut-il faire alors pour seconder l'accouchement ? Employer des
moyens qui remplacent ces eaux per-
dues ; c'est , comme nous avons dit ailleurs , de graisser les parties molles avec
du beurre , ou de l'huile d'olive , ou de
la graisse douce , (1) et saigner une ou
deux fois au bras la malade. Il est des
accoucheurs qui , en pareil cas , font avec
la seringue des injections d'huile tiede ;
ce moyen est très-bon ; mais il faut faire
ces injections non-seulement dans le vagin ,
mais encore dans l'orifice de la matrice.

Il faut observer de ne jamais toucher
une femme au commencement de son
travail ; on courroit risque de percer trop
tôt les membranes , de faire trop tôt écou-

---

(1) Le blanc d'œuf sera toujours préférable
à tout cela , toutes les fois qu'on pourra s'en procurer.

ler les eaux ; ce qui retarderoit l'accouchement, comme nous l'avons observé :
on risqueroit encore de meurtrir le vagin
et l'orifice de la matrice, de leur causer
de l'inflammation, et d'empêcher leur dilatation.

III. *Troisieme raison.*

C'est afin de savoir (lorsque les membranes sont percées) quelle est la partie
que l'enfant présente ; si c'est la tête, et
en quelle situation ; si c'est un bras, une
jambe, les fesses, etc. etc. etc. Que si
on n'est pas bien assuré de la partie qu'il
présente, il faudra toucher deux et trois
fois, et même introduire deux doigts bien
graissés, comme nous ne cessons de le répéter.

IV. *Quatrieme raison.*

Enfin, on fait l'opération du toucher,
pendant le travail, pour remédier à une
obliquité de matrice, au cas qu'il y en ait
quelqu'une ; et on s'y prendra de la maniere que nous dirons dans la cinquieme
Partie de cet Ouvrage.

V. *Pronostics d'un heureux Accou-*
chement.

Quand en touchant une femme en travail d'enfant, on sent que l'orifice de la
matrice se dilate bien, ainsi que les autres

parties molles ; que la tête du fœtus n'est·
point trop grosse ; qu'elle est dans une
position naturelle ; que la matrice n'est
point oblique ; que les douleurs sont ordinaires ; enfin, que la femme est d'un
bon tempérament ; on peut espérer, et
être comme assuré qu'elle accouchera
heureusement.

VI. *Situation pour le toucher.*

La situation qu'on doit faire prendre à
une femme dans le travail, quand la nécessité exige l'opération du toucher, est
la même que dans la simple grossesse :
néanmoins si elle se trouvoit en état de
se tenir sur ses pieds, on pourroit encore
la toucher de bout, en la faisant appuyer
contre un mur, les pieds écartés. Cette
derniere attitude est pour éviter à la
femme en travail, la peine de se coucher
et de se relever lorsqu'elle veut se pro-
mener.

VII. *Juger par le toucher du degré de dilatation de l'orifice de la matrice.*

Pour juger avec certitude du degré de
dilatation de l'orifice de la matrice, il
faut le parcourir tout au tour, et en dedans, avec le bout du doigt.

VIII. *Difficulté de quelques femmes de se laisser toucher.*

Dans le cas qu'une femme se fît une

peine de se laisser toucher, comme il s'en trouve quelquefois, il faudroit l'y faire déterminer par quelqu'un qui auroit un fort ascendant sur son esprit, comme seroit une mere, un mari, un confesseur, qui lui représenteroient qu'il y va de la vie de son enfant et de la sienne, si elle ne se rend à cela.

CHAPITRE IV.

Du faux Travail.

I. *De ce qui occasionne le faux Travail.*

IL arrive quelquefois qu'une femme grosse ressent des douleurs au bas-ventre, aux lombes, aux aines, qui sont causées par des coliques, ou par d'autres accidens, comme rhumatisme, tenesme (maladie qui cause de grandes douleurs au fondement, avec des envies continuelles d'aller à la selle, sans rendre tout au plus que des glaires qui se trouvent quelquefois mêlées avec du sang et du pus), coups reçus, chûtes, exercices fatiguans, comme le cheval et la danse. Tout cela fait quelquefois croire à une femme grosse qu'elle va accoucher, sur-tout si elle se croit proche de son terme : d'autant plus

encore que ces douleurs se communi-
quent à la matrice, et produisent ainsi
ce qu'on appelle le faux travail, qu'il est
néanmoins facile de distinguer du vrai.

Car, dans celui-ci le vrai travail) les
douleurs augmentent par degrés, et l'o-
rifice de la matrice se dilate de plus en
plus; au lieu que dans l'autre, les douleurs sont violentes au commencement,
et diminuent vers la fin ; elles n'ont aucun point fixe, se faisant sentir tantôt
d'un côté, tantôt d'un autre; foibles dans
un endroit, et fortes dans un autre.

II. *Signe le plus certain du faux Travail.*

Mais le signe le plus certain du faux
travail, pour le distinguer du vrai, est
quand l'orifice de la matrice, loin de se
dilater, se resserre au contraire, et qu'il
ne sort rien du vagin, quelques douleurs
que la femme souffre ; elle n'est point
alors dans un vrai travail d'enfantement.

III. *Moyens d'appaiser les douleurs du faux Travail.*

Pour calmer ces douleurs du faux travail, on fera coucher la femme, et on lui
administrera quelques lavemens émolliens,
faits avec une poignée de son bien lavé,
ou avec certaines plantes émollientes,
comme pariétaire, mauve, guimauve, etc.

ou mieux encore avec du lait coupé, dans lequel on fera bouillir deux ou trois têtes de pavot ; on donnera deux ou trois de ces lavemens, par jour, à la dolente, et on lui recommandera de les garder le plus qu'elle pourra ; on pourra encore lui faire deux ou trois légeres saignées ; on lui fera prendre de l'eau de veau ou de poulet, dans laquelle on fera infuser deux ou trois têtes de pavot ; enfin, on pourra lui faire prendre deux ou trois bains tiedes, par jour, de demi-heure ou de trois quarts d'heure chacun ; si ces douleurs duroient long-temps, elles pourroient bien causer un accouchement prématuré ; c'est pourquoi on fera très-bien d'appeller, dès le commencement, un expert chirurgien, à cause qu'elles peuvent avoir été causées par des accidens, qui ne peuvent être détruits que par lui, et qui, sans le secours de son art, seroient capables de procurer l'avortement.

IV. *Faux Travail qui se change en vrai.*

Il arrive quelquefois, que malgré tous les remedes, un faux travail se change en véritable. Alors on apperçoit les signes dont il a été fait mention au chapitre du vrai travail. En pareil cas, l'accouchement est assez prompt, et même assez doux ; mais s'il arrive avant le terme, ou l'en-

fant vient mort, ou il ne vit pas long-
temps. Il faut agir, dans ce fâcheux accouchement, comme dans ceux dont nous
parlerons plus bas, c'est-à-dire, que si
l'accouchement est naturel, il faudra laisser agir la nature; et dans le cas contraire,
il faudra le terminer avec les mains.

J'ai dit que tous les remedes du monde
n'empêchoient pas quelquefois qu'un faux
travail ne se changeât en vrai; j'ai vu
aussi arriver le contraire, et faire passer
les douleurs sans faire accoucher. Je fus
appellé pour une jeune dame d'environ
vingt ans, grosse pour la premiere fois;
qui, dans le sixieme mois de grossesse,
essuya un faux travail fort rude. Il avoit
été causé par la danse, l'équitation, et
par une chûte sur le côté gauche. Elle
souffroit de grandes douleurs, sur-tout au
côté sur lequel elle étoit tombée. Je lui
fis une seule saignée, qui emporta les douleurs. Il est vrai que, quelques heures
après, elles revinrent. Elle passa trois
jours de la sorte, sans vouloir faire de remede. A la fin, la force du mal la fit con-
sentir à tout. Je lui faisois prendre de
l'eau de veau, trois ou quatre lavemens
par jour, faits avec une décoction de son
et de têtes de pavot; deux demi-bains, par
jour, d'environ trois heures. Au bout de
deux jours, les douleurs et les vomissemens (dont j'ai oublié de parler) cesse-

rent entierement, et elle accoucha, au terme naturel, d'un enfant qui se porte très-bien.

CHAPITRE V.

De l'Accouchement naturel.

I. Ce qu'on doit faire étant mandé pour une femme en travail.

QUAND on sera mandé pour une femme qui se croira prête d'accoucher, la premiere chose qu'on fera, sera de voir si la tête de l'enfant est dans une situation naturelle, c'est-à-dire, si le sommet se présente le premier, et la face tournée vers l'une des symphyses sacro-iliaques ; de la maniere, enfin, que je l'ai dit, en définissant les différentes especes d'accouchemens. Mais on ne le pourra reconnoître, que quand les membranes seront percées, les eaux écoulées, et l'orifice de la matrice parvenu à son troisieme degré de dilatation. Alors on sentira une tumeur demironde, comme une demi-boule ; on sentira aussi la fontanelle postérieure qui n'a que trois angles, et qui est plus portée vers le sacrum, que vers le pubis.

II. Préparatifs d'Accouchement.

S'étant bien assuré que c'est un vrai,

et non un faux travail ; que l'orifice de la matrice se dilate à souhait , que les contractions sont bonnes , et que tout annonce un accouchement naturel et prochain , on donnera un ou deux lavemens à la femme , s'il y a long-temps qu'elle a été à la selle. Ces lavemens seront faits avec une poignée de son ou de pariétaire ; ensuite on préparera tout ce qui doit servir à l'accouchement , sans attendre le moment que l'accouchement se fera. On tiendra donc tout prêt le fil qui servira à lier le cordon , et des ciseaux (1) pour le couper, des linges pour l'enfant et pour la mere , de l'eau pour le besoin qu'on en peut avoir , un lit pour y transporter la mere après l'enfantement.

III. *Conduite qu'on doit garder à l'égard de la femme qui est prête d'accoucher.*

Durant les premiers instans du travail , on abandonnera la malade à ses caprices : car il est des femmes en travail d'enfant qui veulent être couchées ; d'autres, levées ; les unes, s'asseoir ; les autres, marcher. Il faut d'abord les laisser faire ce qu'elles veulent ; mais il faut avoir soin de graisser , de temps en temps , les parties gé-

---

(1) Toute accoucheuse doit être munie d'une bonne paire de ciseaux un peu longs , bien éfilés, et émoussés, comme ceux de chirurgie.

nitales, comme sont le dedans du vagin, les grandes levres, la fourchette, le péri-née, etc., afin que ces parties prêtent plus aisément.

IV. *Situation qu'on doit faire prendre à la femme, au dernier instant du travail.*

Quand on verra que l'orifice de la ma-trice est suffisamment ouvert et dilaté, et que les eaux accumulées dans les membra-nes sont très-avancées ; en un mot, que la malade est au troisieme instant de son travail ; on la mettra dans son lit, de ma-niere qu'elle ait la tête et la poitrine un peu élevées, les jambes pliées sous les cuisses, ayant attention que le coccix ne porte et ne s'appuye sur rien, afin qu'il ait toute liberté de reculer ; pour cela, on mettra un ou deux oreillers sous les reins de la malade. Telle est la situation qu'on doit donner à une femme qui accouche dans son lit, et qui est préfér... les autres.

Il y a des n...
situatic...
c...

reille situation me paroît bien pénible
pour la femme en couche : les Alleman-
des ont des siéges exprès pour accoucher;
ailleurs, on fait mettre la femme à genoux ,
sur la paille , ou sur un matelas : cette
situation ne me paroît pas mauvaise. Je
ne désapprouverois pas non plus l'usage où
l'on est dans ce pays-ci (1) de faire accoucher les femmes sur une chaise percée ,
si elle étoit mieux conditionnée ; mais ,
1°. la lunette n'est point assez large , et
gêne le coccix qui n'a pas la liberté de
reculer (ce qui est un grand inconvénient) ; 2°. elles ont le défaut d'être trop
hautes ; 3°. elles devroient être garnies
sur le bord de la lunette , et l'endroit où
les cuisses portent ; 4°. le dos devroit être
panché en arriere ; 5°. il devroit y avoir
de quoi s'appuyer les pieds et les mains ;
de sorte que tout cela manquant , on
pourroit , à meilleur titre , que les lits Pa-
risiens , appeller ces chaises , chaises de

ces de situations sont
l'accouchement na-
oit point
de

situations ne seroient pas également propres à un accouchement contre nature.

Il est cependant des cas où, même dans l'accouchement naturel, il n'est pas libre de faire prendre à la femme qui accouche, telle situation qu'on veut; comme si c'est un premier accouchement; qu'on s'apperçoive (au moment que la tête de l'enfant est sur le point de l'orifice externe du vagin); que la fourchette est très-tendue, et que le périnée proémine. Il faut, dans ces cas, faire coucher la femme sur le bord du lit, la tête et la poitrine un peu élevées, les cuisses écartées et repliées, ainsi que les jambes; porter ensuite les deux pouces à côté des grandes levres pour les écarter, et les deux index vers l'anus, pour rassembler vers la fourchette autant de peau et de graisse qu'il sera possible, afin de favoriser sa dilatation, et de prévenir sa rupture, ainsi que celle du périnée. On peut encore employer la méthode de M. Chevreuil, qui consiste, dit ce savant chirurgien - accoucheur, de soutenir fortement le périnée pendant les douleurs, avec la paume d'une main, pour contre-balancer la force avec laquelle la tête est poussée contre lui, et la faire développer avec plus de facilité, en l'obligeant de se relever davantage vers le mont de vénus. Précis de l'Art des Accouchemens, p. 82.

Il faudra encore accoucher une femme dans son lit, quand elle aura une descente de matrice, ou des convulsions, ou qu'elle sera d'une extrême foiblesse, etc. M. de Leurie dit, avec raison, qu'il faut accoucher de bout, celle qui est asmatique ou hydropique.

Il arrive quelquefois qu'on trouve les eaux écoulées, et les parties génitales très-seches. Que doit-on faire alors? Prévenir leur déchirement, en leur rendant, autant que faire se pourra, leur premiere souplesse, en les graissant, comme j'ai dit, en faisant mettre la femme sur la vapeur de l'eau chaude, lui donnant encore un ou deux lavemens, lui faisant prendre un ou deux bains d'eau tiede, et même la faisant saigner, si elle est en état de supporter la saignée.

Il arrive encore quelquefois que l'accouchement est retardé par l'intermission des contractions et des douleurs, qui laissent entre elles de longs intervalles. En ce cas, il faut un peu irriter l'orifice de la matrice, en tournant le bout du doigt tout au tour. Cette petite irritation se communiquant au corps et au fond de ce viscere, le mettra en contraction. Mais il ne faut pas répéter trop souvent cette délicate opération, de peur de causer de l'inflammation, ou même la gangrene à cette artie, qui est extrêmement délicate. On

peut encore tirailler les poils du mont
de vénus et des grandes levres, cé qui ex-
cite des douleurs dans ces parties, qui
réveillent les contractions.

Dans le cas dont nous parlons, il est des
sages - femmes (peu sages en cela), qui
donnent des remedes actifs, pour réveiller
les douleurs et les contractions, ne sachant
pas que ces remedes sont capables de causer mille fâcheux accidens, et de retarder
l'accouchement qu'elles veulent accélérer.

Il peut encore arriver (ce qui arrive
quelquefois) que les douleurs et les contractions soient en regle, et que les membranes qui contiennent les eaux, soient
trop épaisses. En pareil cas, il les faut percer, et s'y prendre de la maniere que j'ai
dit, en parlant du toucher, dans le travail :
mais avant de l'entreprendre, il faudra
examiner si la dilatation est assez grande
pour laisser passer la tête de l'enfant.

V. *Soins qu'il faut prendre, lors de l'Accouchement.*

Quand une femme est en mal d'enfant,
on doit s'efforcer de la distraire par des
propos agréables, capables de l'amuser et
de lui faire oublier son mal. Il faut du
moins éviter de lui faire du chagrin, qui
ne peut qu'être funeste à son état. Mais
ce qu'il faut sur-tout éviter, c'est de lui
faire prendre des liqueurs fortes et spiri-

tueuses ; comme eau de Cologne, eau des Carmes, eau de Mélisse, etc. etc. etc. C'est une erreur de croire que ces liqueurs et autres avancent l'accouchement ; elles le retardent bien plutôt. Il vaut beaucoup mieux lui faire prendre de bons bouillons, ou quelque œuf frais molleté ; ce qui est capable de la soutenir, et n'est sujet à aucun accident.

Les membranes une fois percées, soit d'elles-mêmes, soit avec les doigts, les eaux s'écoulent tout aussitôt. Alors il faut que la femme soit située de maniere que le coccix ait toute liberté de reculer (nous l'avons dit tant de fois, que nous ne pouvons pas trop le répéter). La tète une fois arrivée dans le vagin, ne tarde pas à venir border les grandes levres, et à passer le détroit inférieur. C'est alors qu'on doit craindre le déchirement de la fourchette et du périnée, sur-tout dans un premier accouchement. Pour prévenir cet accident, on arrêtera un moment la tête de l'enfant avec quelques doigts d'une main ; tandis que de l'autre on graissera promptement les parties externes ; puis abandonnant l'enfant, on placera les deux pouces sur les grandes levres, pour les écarter, et les autres doigts vers l'anus, de la maniere que nous venons de dire un peu plus haut ; ou on employera la méthode de M. Chevreuil.

Quand la tête a passé la vulve, ou la grande fente, il arrive bien souvent qu'elle ne passe pas outre. En pareil cas, il faut bien se donner de garde de la tirer; on risqueroit de la séparer du tronc. Ce sont les épaules qu'il faut tâcher de pincer avec les deux premiers doigts de chaque main, le pouce et l'index, parce que ce sont les épaules qui forment tout l'embarras. En effet, les épaules se trouvant engagées dans le petit bassin, sont ou trop grosses pour passer, ou dans une mauvaise position : elles sont dans une mauvaise position, quand elles sont tournées vers les parties droite et gauche du petit bassin. Que faire dans l'un et l'autre cas? Après les avoir pincées, comme on a dit, on les tournera de maniere qu'une regarde le sacrum, et l'autre le pubis; et les tournant toujours, sans jamais les lâcher, on les tirera doucement, et peu-à-peu, en vacillant tantôt en haut, et tantôt en bas. Par cette prudente manœuvre, on viendra à bout de dégager et de tirer l'enfant.

Enfin, les deux épaules sorties, soit d'elles-mêmes, soit qu'on les ait aidées à sortir, on tirera le corps des deux mains, en rapprochant les deux poignets, pour soutenir la tête qu'on soulevera, afin d'empêcher que l'eau et le sang qui s'écoulent n'entrent dans la bou-

che de l'enfant, qui pourroient les suffoquer.
On aura soin , en tenant le corps , de faire
de petits mouvemens de droite à gauche ,
et de gauche à droite , jusqu'à ce que
les fesses se montrent ; et quand elles
paroîtront , on courbera tant soit peu le
corps de l'enfant , en le soutenant toujours , et lui portant le visage vers l'une
des aines de sa mere.

On n'est pas toujours obligé de tirer
ainsi le corps de l'enfant ; car , pour l'ordinaire , la tête et les épaules une fois
passées , le reste du corps passe bien
vite ; c'est pourquoi , si la femme accou-
choit à genoux , ou sur une chaise , il
faudroit être extrêmement en garde , pour
empêcher l'enfant de tomber tout d'un
coup , et avoir une grande attention à le
soutenir.

V I. *Ce qu'il faut faire après l'accou-*
chement.

Après que l'enfant sera tout-à-fait
sorti , on le placera de maniere qu'il ait
la tête élevée , et le visage tourné de
côté , pour lui faciliter la respiration , et
lui faire rendre certaines humeurs , qu'il
a coutume de rendre après sa naissance.
On l'éloignera aussi un peu de la vulve ,
à cause de l'eau et du sang qui sortent
de la matrice , et qui pourroient l'incommoder. Après quoi on fera la ligature du

cordon , et on délivrera la mere ; derniere opération que nous nous réservons
de traiter dans le Chapitre suivant.

VII. *Ligature du cordon ombilical.*

Pour faire la ligature du cordon , il
faut toujours attendre que l'enfant ait
respiré. Cette respiration s'annonce par
les cris mêmes de l'enfant, par l'élévation
et le rabaissement de sa poitrine , qui
imite le soufflet. On prend plusieurs brins
de fil torts, qu'on unit ensemble , et
qu'on a soin de cirer, et qu'on doit avoir
préparé avant l'accouchement. On fait
ordinairement deux ligatures ; la premiere, à trois travers de doigts du ventre
de l'enfant ; on fait trois ou quatre tours ,
et à chaque tour on fait un nœud ; au
dernier on le fait double. La seconde
ligature se fait à deux travers de doigts
de celle-ci ; et du côté de la mere , on ne
fait qu'un simple tour.

Les deux ligatures faites, on coupera
le cordon entre les deux , pour s'assurer
si celle du côté de l'enfant est assez forte
et assez serrée ; on essuyera le bout du
cordon , du côté de l'enfant. S'il ne rend
point de sang , ce sera une preuve que
la ligature est bien faite ; si au contraire
il en sort du sang, il faudra serrer davantage le cordon.

Il est des accoucheurs et des accoucheuses, qui ne font point de ligature du côté de la mere. Ils ont raison, puisqu'il n'y a pas de circulation de la mere à l'enfant, comme je l'ai dit ci-dessus, p. 53; et si j'ai parlé d'une seconde ligature, c'est pour m'accommoder du préjugé dans lequel on est, que l'accouchée peut perdre son sang par le cordon ombilical coupé.

Il est bon d'observer, qu'avant de faire ces deux ligatures, on doit, en pressant doucement le cordon ombilical, repousser le sang, depuis le ventre de l'enfant, jusques vers le milieu du cordon. Il y a des auteurs qui prétendent qu'on repousse ainsi le sang vers le placenta; on exempte l'enfant de bien des miseres, comme gale, boutons, fluxions, etc. Il y en a même qui prétendent le sauver de la petite vérole. Erreur que tout cela.

V III. *Accidens qu'éprouve quelquefois l'enfant, qui a sorti naturellement.*

Des moyens d'y remédier.

Il arrive quelquefois que l'enfant restant long-temps au passage, il est tout violet, et a beaucoup de peine à respirer; il faut alors couper le cordon à quatre travers de doigts du ventre, sans faire de ligature, afin de laisser écouler une ou deux cuillerées de sang, pour désemplir les vaisseaux, et soulager l'enfant. Voyez le Chap. II de la cinquieme Partie.

Il arrive aussi quelquefois que l'enfant paroît extrêmement foible , et en danger de mort. Il n'y a point de sage-femme qui ne soit prévenue du soin qu'elle doit prendre de sauver la vie de l'ame à cet enfant , à qui elle ne peut sauver la vie du corps. Elle ne seroit pas digne d'exercer le métier de sage-femme , si elle ignoroit ce qu'elle doit faire en pareille occasion , qui est de verser de l'eau sur quelque partie considérable du corps de l'enfant , en prononçant bien haut et bien distinctement ces sacrées paroles : Je te baptise au nom du Pere , et du Fils , et du Saint-Esprit ; avec intention du moins , si elle n'est pas plus instruite , de faire ce que l'église fait. Je dis avec cette intention au moins ; parce que , selon le Pape Eugene , qui n'a point en cela de contradicteurs; trois choses font le Sacrement ; la matiere , la forme et l'intention de celui qui l'administre.

Si l'enfant survit , la sage-femme , en le portant à l'église , doit encore avertir le prêtre , qui suppléera les cérémonies du baptême , quand l'enfant a été ondoyé à la maison.

Si on a le temps de faire dégourdir l'eau dont on devra baptiser l'enfant , on ne feroit que mieux. M. Lefebvre , dans son Manuel des femmes enceintes , dit fort bien : « qu'on ne doit en aucun temps

de l'année baptiser avec de l'eau froide ,
ni en verser une trop grande quantité sur
la tête de l'enfant ; car souvent, ajoute-
t-il , en voulant leur procurer la vie spiri-
tuelle , on leur fait perdre la corporelle.
M. Franken , médecin de l'Evêque-Prince
de Spire , a également remarqué les incon-
véniens de l'eau froide , dans sa belle
épître sur la politique médicinale. A quoi
j'ajoute qu'il est encore à propos de ne
pas verser l'eau de trop haut sur la tête
de l'enfant , mais le plus bas qu'on pourra.
On en sent aisément la raison.

Enfin , le cordon lié et coupé , on
prendra l'enfant avec beaucoup de précaution et de ménagement , et on le portera sur un oreiller , où on le couchera
sur le côté , afin qu'il rende plus aisément
les glaires qu'il a dans la bouche et dans
le gosier. Si c'est en hiver , on le mettra
devant le feu , jusqu'à ce qu'on ait délivré
la mere , et qu'on ait fini de la soigner , de
la maniere que je vais bientôt dire. Après
avoir soigné la mere , on reviendra à l'enfant pour l'habiller. Ces deux ouvrages
pourroient se faire en même temps , s'il
y a plusieurs personnes adroites et en-
tendues.

CHAPITRE VI.

De la Délivrance de l'Accouchée.

I. *Ce qu'on entend par délivrance en matiere d'accouchement.*

On appelle délivrance, à l'égard d'une femme qui vient d'accoucher, la sortie du placenta, des membranes, et de la portion restante du cordon. Le Dictionnaire Encyclopédique appelle ingénieusement cette délivrance, un second accouchement. Le second accouchement est plus souvent l'ouvrage de la nature, que celui de l'art, qui se fait néanmoins encore avec quelques douleurs et immédiatement, ou peu de temps après la sortie de l'enfant. Mais comment se fait-il ? C'est ce que nous allons voir.

II. *Deux actions de la matrice.*

Il faut d'abord distinguer deux actions de la matrice ; une action de contraction, et une action d'élasticité ou de ressort.

III. *Action de contraction de la matrice.*

L'action de contraction est celle par laquelle toutes les parties de la matrice tendent simplement à se rapprocher, s'agitent et s'irritent, et par-là tendent à chasser tous les corps étrangers qu'elle contient.

I V. *Action de ressort de la matrice.*

L'action de ressort ou d'élasticité est celle par laquelle les parties de la matrice se rapprochent effectivement, à mesure qu'elle se vide de ces corps étrangers ; par où on voit que l'action de ressort n'est qu'une suite de l'action de contraction, et qu'il faut que les deux se fassent pour décoller et expulser le placenta. Mais ce décollement et cette expulsion ne seront pas faciles, si l'adhérence du placenta à la matrice est très-intime, ou qu'il soit implanté ailleurs que dans son fond (de la matrice) ou à ses environs, et que les actions de contraction et de ressort soient foibles. Il faudra pour lors que l'art vienne au secours de la nature, et qu'on fasse l'extraction, de la façon que je vais dire.

V. *Précaution à prendre avant d'entreprendre la délivrance.*

Avant de se mettre en devoir de délivrer son accouchée, il faut s'assurer si la matrice ne contient pas un second fœtus ; et comme disent les auteurs Encyclopédistes (1), « si après avoir tiré l'enfant, on reconnoissoit que le ventre ne fût pas affaissé, comme il l'est ordinai-

---

(1) Au mot accouchement.

rement.

rement, et que les douleurs continuas-
sent assez vivement ; il faudroit, avant de
faire des tentatives pour avoir le placenta,
reporter la main dans la matrice ; parce
qu'il y a presque toujours dans ces circonstances un second enfant, dont il faudroit accoucher la mere, après avoir
rompu les membranes qui l'enveloppent,
et il ne faudroit délivrer la mere du placenta du premier enfant, qu'après le second accouchement ; parce que les arriere-
faix peuvent être collés l'un à l'autre ; on
ne pourroit en arracher un, sans décoller
l'autre ; ce qui donneroit lieu à une perte
de sang qui pourroit causer la mort à
l'enfant restant, et être fort préjudiciable
à la mere ».

Il peut se faire aussi que le ventre ne soit
pas affaissé, à cause que la matrice est
dans l'inertie (1), auquel cas il faudroit lui
faire reprendre son ressort, par tous les
moyens que nous indiquons au Chapitre
de l'accouchement suivi de l'inertie de la
matrice.

VI. *Temps de la délivrance.*

Le temps convenable pour la délivrance
est celui où l'on sent, en touchant, qu'il

---

(1) C'est-à-dire, sans ressort, sans contraction, ou qu'elle en ait très-peu. V. Chap. XVI,
Partie IV.

se forme au dessus des os pubis une tumeur dure, un peu plus grosse que la
tête d'un enfant de naissance, et que
la femme ne sent plus de douleur ; ce qui
annonce que la matrice a repris du ressort,
et qu'il faut délivrer.

Mais le placenta peut être totalement
adhérent à la matrice, ou ne l'être qu'en
partie, ou être entiérement décollé.

VII. *Cas du parfait décollement du placenta.*

Dans le cas que le placenta est entiérement décollé, on procure sa sortie, en
tirant le cordon ombilical ; et voici comme
on s'y prend ; on s'enveloppe proprement
deux doigts de la main gauche (l'index,
et celui du milieu) avec lesquels on saisit
le cordon, lui faisant faire deux tours
autour des doigts, crainte qu'il n'échappe.
On le prend encore avec la main droite,
en allongeant l'index par dessus, jusqu'à
l'orifice de la matrice. Le tenant de cette
maniere, on le tire fort doucement, en
donnant néanmoins de légeres secousses
dans tous les sens, et avec lui on fait
venir le placenta. Quand il paroît au bord
de la vulve, on le roule, afin de rouler
en même temps les membranes qui viennent après, et d'amener tout.

Il arrive quelquefois, malgré que le
placenta soit entiérement décollé, qu'on

ne peut le faire venir en tirant le cordon. Cela vient de ce que cette masse se trouve arrêtée par la contraction de l'orifice de la matrice, ou par celle de l'orifice externe du vagin. En ce cas, il faut glisser les deux doigts que nous avons indiqués, l'index, et celui du milieu, le long du cordon; et quand on sera parvenu à l'orifice qui arrêtera le placenta, on tâchera d'y introduire les deux doigts nommés, pour accrocher le bord du placenta, et tirer cette masse au dehors. Il arrive assez souvent qu'en voulant tirer le placenta de cette maniere, on en rompt quelques portions, qui restent dans la matrice; ce qu'on peut aisément connoître, en examinant le placenta après qu'on l'a tiré. Il faut alors introduire toute la main dans la matrice, en tirer les restes, et tirer en même temps de la cavité de ce viscere, les caillots de sang qui peuvent s'y trouver.

VIII. *Cas où le placenta n'est décollé qu'en partie.*

Dans le cas où le placenta n'est décollé qu'en partie, il survient une hémorrhagie (1) plus ou moins considérable. Si elle

____

(1) Hémorrhagie est un mot Grec, composé de deux, qui signifie toute perte de sang, causée par l'ouverture de quelques vaisseaux sanguins.

est légere, on donne au placenta le temps d'achever son décollement, faisant néanmoins de temps en temps de légeres tentatives pour le tirer, de la maniere que nous avons dit.

Si l'hémorrhagie est considérable, il faut promptement introduire la main dans la matrice, afin d'achever de décoller le placenta. Pour cet effet, on commence par le côté déjà décollé, en tournant le revers de la main du côté de la matrice; et avec le bout des doigts, en sciant et en tirant, on parviendra peu à peu à le décoller. Quand il le sera tout à fait, on l'empoignera, et on le tirera au dehors. En décollant ainsi le placenta, il faut toujours avoir l'attention que le bout des doigts porte plutôt sur ce corps, que sur la matrice, pour ne la pas blesser.

Le décollement et l'expulsion du placenta ne se faisant qu'en vertu des contractions de la matrice souvent répétées; si ces contractions ne se font point, ou que foiblement, on pourra les exciter en pinçant, en comprimant le bas-ventre, et faisant faire à l'accouchée des efforts qu'elle feroit, si étant constipée, elle alloit à la selle. Par-là on fait entrer en contraction les muscles du bas-ventre, et le diaphragme (1); et leur contrac-

____

(1) Nom d'un muscle rond, qui sépare la poitrine d'avec l'abdomen, ou bas-ventre.

tion se communique à la matrice. On pourra aussi agacer avec le bout des doigts, mais légerement, l'orifice de la matrice. Par ces divers moyens on réussit quelquefois à faire décoller le placenta, et pour lors on le tire tout doucement par le cordon, de la maniere que j'ai dit ci-dessus.

IX. *Cas où le placenta est tout à fait adhérent à la matrice.*

Enfin, il peut se faire que, malgré les fortes contractions de la matrice, le placenta y demeure totalement adhérent ; il faut savoir alors, si on délivrera promptement la femme, ou si on laissera faire cet ouvrage à la nature. Pour moi, mon sentiment est qu'on travaille à rompre cette adhérence, en s'y prenant avec adresse et précaution, de la maniere que j'ai dit qu'il falloit faire, quand il n'est qu'en partie adhérent à la matrice.

Si pour extraire le placenta, on trouvoit de la difficulté à introduire la main dans la matrice, à cause que son orifice ne seroit pas assez ouvert ; il faudroit d'abord introduire l'index, puis le doigt du milieu, et successivement tous les autres ; puis on les écarteroit, jusqu'à ce que la dilatation fût suffisante pour introduire toute la main, que l'on allongera, et dont on rétrécira le volume tant qu'on pourra.

C'est de cette sorte qu'il faut s'y prendre toutes les fois qu'on aura besoin d'introduire la main dans la matrice.

X. *Inconvéniens d'abandonner l'expulsion du placenta à la nature.*

J'ai dit que dans le cas d'une totale adhérence du placenta à la matrice , je n'étois pas du sentiment d'en abandonner le décollement et l'expulsion à la nature ; il se putréfieroit par l'humidité et la chaleur de ce viscere ; humidité et chaleur , sources fécondes de corruption , qui, se communiquant à la matrice, lui causeroient immanquablement un engorgement et une inflammation , d'où la mort s'ensuivroit. Il faut donc tenter tous les moyens d'extraire le placenta.

X I. *Moyens d'extraire le placenta, dans le cas d'une adhésion totale.*

Si le moyen que nous avons indiqué ci-dessus d'employer la main à détacher le placenta ne réussissoit pas, il faudroit recourir à d'autres , qui seroient , par exemple, de faire , au moyen d'une seringue , des injections d'eau tiede dans la matrice , faisant mettre l'accouchée sur le dos ; lui donner aussi des lavemens ; appliquer sur le ventre des linges imbibés d'eau tiede , et répéter souvent ces remedes ; et quand on a lieu de croire qu'ils ont opéré, introduire la main, de la maniere qu'on a dit, pour détacher le placenta, s'il ne tient plus si fort.

« M. Berdot, fils, dit M. le Febvre, dans son Manuel des femmes enceintes, pag. 104, nous enseigne un moyen simple pour chasser hors de la matrice un reste de membranes ou d'arriere-faix; c'est de faire mettre les jambes de la malade dans un vase profond rempli d'eau chaude, et de frotter les cuisses, sur-tout vers le bas. Si les premieres frictions ne suffisent pas, on laissera reposer la femme, puis on recommencera. Il est assez ordinaire, dit cet auteur, que l'arriere-faix sorte peu de temps après ».

Des accoucheurs ont proposé un autre moyen, pour décoller le placenta intimement adhérent, mais qui ne peut être employé que par une main adroite; il consiste à percer avec le bout d'un doigt, (l'index est le plus commode) le placenta dans son milieu, et le décoller, ayant le doigt un peu courbé, et le tournant doucement entre cette masse et la matrice. En opérant de la sorte, il faudra prendre garde de blesser la matrice, en l'égratignant avec l'ongle; il s'ensuivroit des accidens ; tels que des inflammations, des douleurs, des suppurations, etc. Il arrive quelquefois, après avoir ainsi percé le placenta dans son centre, qu'on le trouve en partie décollé, ce qui se fait appercevoir par un vide entre lui et la matrice, lequel vide est pour l'ordinaire rempli de sang. Il faudroit, dans ce cas, être absolument mal-adroit pour blesser la matrice. Des auteurs ont même donné un signe pour connoître le décollement du centre du placenta, qui est, que cette masse forme une saillie vis-à-vis son décollement ; je puis assurer que ce signe est on ne peut plus équivoque.

Que le placenta soit décollé ou ne le soit pas, il arrive quelquefois, pour ne pas dire toujours, qu'on le sépare en deux ou en plusieurs morceaux, [surtout lorsqu'il est large ou qu'on a le doigt court] parce que le doigt n'est pas assez long pour le décoller jusqu'à ses bords, et qu'en poussant le doigt, l'enfourchure qu'il forme avec les autres doigts, force le placenta de se séparer. Lorsqu'on sentira le placenta se séparer, on s'occupera à n'en décoller qu'une partie, dont on fera l'extraction : l'extraction faite, on réintroduira la main pour achever de décoller le reste, de la maniere que nous l'avons dit plus haut, lors du placenta décollé en partie, pag. 123. On s'assurera que le placenta sera entiérement extrait, en rassemblant tous les morceaux, et voir s'ils forment en entier cette masse.

Si l'eau tiede employée en tant de
manieres n'opere rien , ou qu'on ne
puisse venir à bout d'extraire le placenta ,
en le perçant dans son milieu , on verra
bientôt un écoulement de mauvaise odeur ,
de couleur de lie de vin , et plombée , qui
annonce la putréfaction du placenta. C'est
alors qu'il faut appeller promptement le
chirurgien.

XII. *Cas d'avortement pour l'extraction du placenta.*

Si une femme , au quatrieme ou cinquieme mois de sa grossesse , ou plutôt
encore , vient à avorter , il sera de toute
impossibilité d'introduire la main dans
la matrice , pour en extraire le p'acenta ,
à cause que la cavité de ce viscere n'est
point encore assez dilatée. On ne pourra
non plus tirer le placenta par le cordon ,
à cause qu'il est trop foible. Il faut alors
recourir à l'eau tiede , et l'employer de
toutes les façons que nous avons détaillées.

XIII. *Cas de perte de sang pour l'extraction du placenta.*

S'il y avoit perte de sang , qui viendroit de ce que le placenta seroit en
partie décollé , il faudroit pincer le ventre , et encore le museau de tanche ,
exciter la femme à faire des efforts ,

comme si elle vouloit aller à la selle ,
etc. etc. etc. Par le moyen de tout cela ,
on fait contracter la matrice , le placenta
se détache , et la perte de sang cesse.

XIV. *Cas où le cordon rompt ras du placenta.*

On se souviendra que j'ai dit, en
parlant du cordon ombilical, qu'il se
rompoit aisément. Cela arrive en effet
assez souvent , en voulant délivrer une
accouchée , qu'il rompt même quelquefois à plusieurs reprises , quelquefois
même tout ras du placenta : alors, pour
tirer cette masse , on fait la même manœuvre , que dans le cas de son intime
adhérence à la matrice , de la façon que
nous avons dit plus haut , et on opere ,
comme il a été dit.

XV. *Cas où cherchant le placenta , on ne le trouve pas , bien qu'on sache qu'il n'est pas sorti.*

Il arrive quelquefois qu'introduisant la
main dans la matrice , pour en détacher
et extraire le placenta , on est bien étonné
de ne pas l'y trouver ; quoiqu'on soit
très-assuré qu'il n'en est pas sorti , parce
qu'il sera cantonné dans le fond, ou dans
quelqu'autre endroit de la matrice , à
cause de quelque contraction inégale de
ce viscere, qui aura formé quelque espece

de cavité ou de chaton, où sera logé le placenta. On n'a autre chose à faire alors, que de suivre le cordon, qui menera droit à l'endroit où est chatonné le placenta ; d'introduire d'abord quelques doigts dans la cavité que l'on trouve un peu ouverte ; ensuite la main ; puis détacher tout doucement le placenta, en suivant la méthode indiquée, pour son intime adhésion à la matrice. Le placenta décollé, on tâche également de faire contracter la matrice, en pinçant le ventre de l'accouchée, et chatouillant légérement l'orifice de la matrice. Voyez Chap. de l'inertie, ci-après.

S'il arrivoit que le cordon rompît ras le placenta, on auroit un peu plus de peine, en introduisant la main dans la matrice, à trouver le chaton qui logeroit le placenta ; mais avec un peu de patience et d'adresse, on en viendroit à bout.

Quand après la délivrance, la matrice reste dans l'inertie, c'est-à-dire, dans l'inaction, sa cavité, après la sortie de l'enfant, du placenta, des membranes, etc. , restant comme elle étoit avan l'expulsion de tous ces corps ; il faut, pour éviter une perte de sang considérable, lui faire reprendre son ressort, par des frictions, des compressions, qu'on fait au ventre, et des pincemens au museau de tanche. Voyez Chap. XVI, IV. Partie.

CHAPITRE VII.

Traitement de l'Accouchée.

I. *Comment on doit arranger une accou-chée dans son lit.*

LE premier traitement qu'on fait à une accouchée, après qu'on l'a délivrée, est de la mettre dans son lit le plus proprement et le plus commodément qu'il est possible. On commencera par mettre sous elle un drap en huit doubles, pour recevoir les lochies ou vidanges qui sortent immédiatement après l'accouchement. On l'accouchera de maniere qu'elle ait la tête plus haute que les pieds, et les cuisses écartées. Elle sera couverte selon la saison ; si c'est en hiver, on bassinera son lit, qu'on découvrira pour quelques minutes, après l'avoir bassiné, pour laisser évaporer certaine vapeur qui pourroit incommoder l'accouchée.

II. *Habillement de l'accouchée.*

On donnera à l'accouchée une chemise de couche ou de commere, d'un linge usé, et qui, depuis les hanches, n'ait point de derriere. Si on n'en avoit point, on en couperoit une ; ou si on

ne la vouloit pas couper , on la retrous-
seroit par derriere jusqu'aux hanches.
Cependant de telles chemises pouvant la
gêner , on fera toujours mieux de lui
donner celle qu'on appelle chemise de
commere.

Après la chemise , on la pouillera d'une
camisole de molleton ou d'autre étoffe
approchante , dont les manches descen-
dent jusqu'au bout des mains. On lui
donnera pareillement une coëffure proportionnée à la saison.

III. *Soins et précautions qu'il faut prendre pour l'accouchée.*

En hiver on a soin de mettre des serviettes chaudes sur le ventre de l'accouchée , sur le sein , et en tout temps sur
les parties externes de la génération ; on a
soin d'appliquer des topiques (1) , comme
est une omelette frite à l'huile de noix ou
d'olive , ou un cataplasme de mie de pain
et de lait tiede , ou une décoction de racines de guimauve , etc. etc. etc. Ces
remedes servent à calmer les douleurs des
parties génitales qui ont beaucoup souffert , et diminuent leur gonflement. Faute
de ces précautions , il y a des femmes qui

____

(1) On appelle remedes topiques certains remedes extérieurs qui s'appliquent sur quelque partie affligée.

ont long-temps les grandes levres gon-
flées , et si sensibles , qu'elles ne peuvent marcher, ressentant en même temps
de grandes douleurs , et sur-tout quand
elles urinent.

C'est une pratique non-seulement su-
perflue , mais même dangereuse, de serrer , comme on fait, avec des serviettes,
le ventre d'une femme qui vient d'accoucher , parce qu'on veut prévenir les rides et les varices qui se formeroient sur
la peau , et empêcher que la femme ne soit
ventrue ; ce qui est d'abord une précaution inutile , qui n'empêche pas les incon-
véniens qu'on veut prévenir ; mais c'est
qu'elle est des plus dangereuse par les douleurs vives qu'elle cause , qui sont bientôt suivies d'inflammation , et font périr
l'accouchée. Il est encore inutile d'employer des remedes , et de certaines hui-
les pour remédier à ces rides , auxquelles
on ne remédie pas mieux par tous ces
moyens. Ces rides causées par la rupture
de certains petits vaisseaux, ne se font
point appercevoir dans certaines femmes,
quoiqu'elles aient eu bon nombre d'enfans ; et d'autres qui n'ont eu qu'un ou
deux enfans , en ont le ventre couvert.

C'est aussi une coutume pernicieuse
de s'entourer la poitrine d'une serviette,
pour conserver la beauté du sein. Au

contraire , on cherche plutôt à se le dé-
figurer , à empêcher la sécrétion du lait
dans ses propres organes ; alors il s'ensuit
toujours des accidens , tels que la fièvre, des
maux de tête , des vertiges , des apoplexies,
des crachemens de sang , etc. etc.

Quand l'accouchée aura sali le drap en
huit doubles qu'on avoit mis sous elle ,
on en substituera un autre , en faisant
soulever la malade ; on aura soin de faire
chauffer ce nouveau drap , également plié
en huit doubles , avant de le mettre sous
elle , si c'est en hiver. Il y en a qui se
font une peine de donner du linge blanc
à une accouchée , par la raison , dit-on ,
que le linge blanc met le sang en mouvement ; ces personnes qui font les en-
tendues se trompent , et ne méritent pas
qu'on les écoute.

Autre observation non moins importante que les précédentes. L'accouchée
doit rester trois ou quatre jours dans son
lit couchée sur le dos ; ou si , pour se dé-
lasser de cette situation , elle en change ,
il faut que ce soit pour bien peu de temps ,
pour ne pas porter obstacle à l'écoulement des lochies. Il faut aussi que l'accouchée tienne le plus qu'elle pourra les
bras dans le lit , et que restant tranquille, elle remue le moins qu'elle pourra ,
évitant d'imiter ces femmes peu patientes
et peu endurantes , qui sont dans une

continuelle agitation et dans un perpétuel mouvement.

IV. *Régime de l'accouchée.*

Quant au régime que l'on fera garder à
l'accouchée, il est plus sérieux qu'on ne
pense ; et faute de le suivre, il arrive
quelquefois des accidens fâcheux : voici
donc comment il faut qu'on la gouverne.

Aussitôt qu'on l'aura rangée dans son
lit, de la maniere que je l'ai expliqué ,
on lui donnera un bon bouillon gras ,
que l'on répétera toutes les trois heures ;
mais on se donnera bien de garde de
lui faire prendre des rôties au vin et au
sucre , et aucune liqueur spiritueuse ,
comme on a coutume de faire , pour lui
donner des forces ; ce qui n'est , au contraire , capable que de l'affoiblir , en lui
occasionnant une nouvelle perte de sang ,
capable de l'envoyer en l'autre monde.
On pourra , sept à huit heures après
son accouchement , lui faire manger
une petite soupe , sur-tout , si elle nourrit , et que son enfant la tete bien ; le ris
ne sera pas mauvais dans sa soupe grasse ;
et les œufs frais lui conviendront encore
bien. Sa boisson ordinaire doit être beaucoup tempérée , ne mettant que très-peu
de vin dans son eau ; elle usera , hors de
ses repas , d'une tisanne au chiendent et
au réglisse , et boira tiede en hiver.

V. *Précautions et ménagemens à prendre avec une accouchée.*

On ne laissera dormir une accouchée que six ou sept heures ; et si on voit qu'elle tombe dans un plus long assoupissement, on la tiendra réveillée par quelques conversations intéressantes ; on évitera, néanmoins, de la faire trop parler, de faire trop de bruit, et de laisser trop de monde dans sa chambre, et auprès de son lit : on bannira toute odeur forte, toute fumée, et un trop grand feu ; il ne lui faut ni chagrin, ni excès de joie ; rien, en un mot, de ce qui peut lui faire venir la fievre, que peu de chose est capable de lui faire venir. Si elle ne va pas à la selle, dans les douze ou quinze premieres heures, on lui donnera des lavemens faits avec la pariétaire et la mauve, ou avec le son de froment.

Elle suivra ce régime jusqu'à la fievre de lait, qui prend ordinairement trois ou quatre jours après l'accouchement ; et lorsque cette fievre sera passée, elle reprendra [à peu de chose près] son genre de vie ordinaire. La femme dont l'enfant est mort, ou qui ne doit pas nourrir, n'est pas plus exempte de ce régime, que celle qui nourrit : mais celle-là observera, pour éviter l'engorgement des mammelles, de se faire teter par quelqu'un, ou

de se teter elle - même avec le pipeau
[instrument de verre recourbé, que tout
le monde connoît, vulgairement appellé
tetterole].

Lorsque la fievre sera entiérement passée, on lui fera passer le lait, en lui appliquant sur les mammelles des compresses d'huile de noix ou d'olive, et d'eau-
de-vie, mélangées moitié par moitié. C'est
le seul remede dont je me sers, et qui m'a
toujours très-bien réussi. D'autres se servent de feuilles de choux imbibées d'huile;
d'autres employent la seconde peau de
sureau, qui est toujours verte, et qu'ils
font frire dans l'huile : il y en a même qui
employent l'urine, le persil. Tous ces
remedes peuvent être bons. Je conseille
néanmoins de s'en tenir à celui que j'ai
indiqué, comme plus sûr que les autres,
et moins dégoûtant. Il arrive quelquefois
qu'on ne trouve pas toujours de l'eau-de-
vie et de l'huile chez les accouchées; alors
il faut recourir à autre chose. L'eau et le
vinaigre se trouvent assez par-tout; on peut
en faire un mélange par parties égales, auquel on ajoutera un peu de sel marin;
on en mettra des compresses imbibées sur
les mammelles, qu'on renouvellera souvent. Ce moyen réussit toujours à faire
passer le lait en peu de temps.

La femme qui veut sévrer son enfant,
doit se faire passer le lait de la même fa-

çon. Celle qui, après la fievre de lait, en a encore trop, c'est-à-dire, plus que son enfant n'en peut teter, doit quelquefois se teter elle-même, ou se faire teter par d'autres, se retrancher sur le manger, s'abstenir de certains alimens qui donnent trop de lait; et même si l'abondance va à un certain point, employer à proportion les remedes ci-dessus, non pour faire tarir ses mammelles, mais pour prévenir l'engorgement. Voyez le Chapitre dixieme de cette troisieme Partie.

Il arrive aussi quelquefois que le lait a de la peine à venir après l'accouchement, et que les lochies ne sont pas abondantes. Dans ce cas, il faut mettre, par pinte de tisanne que prendra l'accouchée, un gros de sel de nitre, qui se trouve chez tous les apothicaires. Il seroit à propos que toute sage-femme en fût nantie. Ce remede empêche les dépôts laiteux, et plusieurs autres accidens.

Si l'accouchée vient à suer, on se gardera bien d'interrompre une sueur qui ne peut que lui faire du bien, et qu'il seroit dangereux d'arrêter. Ainsi, on ne la changera pas dans ce moment, à moins que sa chemise ne fût toute trempée, dans lequel cas on lui en donneroit une bien chaude.

VI. *Laver et étuver les parties natu-*
relles.

On fera laver et étuver les parties naturelles dès le lendemain de l'accouchement. Pour cet effet, l'accouchée prendra
de l'eau, dans laquelle on aura fait bouil-
lit une poignée d'orge, et de la racine de
guimauve, ou simplement du lait tiede.
Cette étuve répétée trois ou quatre fois
par jour, nétoie les parties naturelles,
calme leur sensibilité, amortit leur inflammation.

Pendant la fievre de lait et les sueurs,
on ne se lave point.

CHAPITRE VIII.

Traitement de l'Enfant.

I. *Lavement de l'Enfant.*

APRÈS avoir délivré la mere, l'avoir
arrangée dans son lit, de la maniere qu'on
a dit, on s'occupera de l'enfant. On commencera par le bien laver. Pour cela, on
prendra un grand plat, ou une terrine,
dans laquelle on versera moitié eau et
moitié vin tiedes; on prendra l'enfant,
que l'on tiendra ferme, prenant garde
qu'il n'échappe des mains; puis, avec un
linge fin que l'on trempera de temps en
temps dans ce vin et cette eau tiedes, on

le lavera soigneusement par tout le corps ; on aura sur-tout la précaution de lui né-toyer les narines et les oreilles avec un petit linge roulé. Si la crasse du corps, qui ressemble à la graisse ou au suif, et dont tout le corps de l'enfant est couvert, a peine à se détacher, on fera fondre du savon blanc dans le vin et l'eau. M. le Febvre indique lui - même ce moyen. D'autres se servent d'huile, ou de beurre fondu. Mais, quelque moyen qu'on em-ploie, il faut toujours en revenir à l'eau et au vin tiedes, c'est-à-dire, finir par-là. En la-vant l'enfant, il faut épargner les yeux et les fontanelles, et ne laisser rien tom-ber dans la bouche. Après l'avoir lavé, on l'essuyera avec un linge sec et chaud [1].

_____

(1) On voit beaucoup d'enfans avoir, quelques mois après leur naissance, la tête couverte d'une crasse assez épaisse, sur-tout sur les tempes et le front ; crasse qui ne provient que du défaut d'avoir mal lavé l'enfant lors de sa naissance. A ce sujet, je ne passerai pas sous silence une absurdité de presque toutes les meres, qui ne veulent pas ôter à leurs enfans cette crasse, dans la crainte d'endommager leur santé : au contraire, elle leur est préjudiciable, parce qu'elle bouche les pores, empêche l'insensible transpi-ration, d'où naissent des petits ulceres au cuir chevelu, qui détruisent les racines des cheveux, des maux de tête, des rougeurs aux yeux, des écoulemens purulens par les oreilles, et beaucoup d'autres accidens, etc. Il est donc essentiel d'ôter

I I. *Précautions à l'égard du cordon.*

L'enfant bien et duement lavé, on examinera s'il a les yeux, la bouche, les narines ouverts, et dans un état naturel, ainsi que l'anus. On examinera aussi s'il n'a point de gonflement aux membres, s'ils ne sont point fracturés; ce qui pourroit arriver dans le cas qu'on auroit été obligé de retourner l'enfant dans le ventre de la mere; et dans ce cas, il faut appeller un chirurgien. Cet examen fait, on enveloppera le cordon avec un morceau de linge fin, mais graissé, pour l'empêcher de se coller au linge; après quoi on prendra un autre morceau de linge plié en quatre, en forme de compresse, de la largeur de trois doitgs, que l'on placera sur le ventre, et sur laquelle on couchera le cordon, de peur de rupture, comme il arrive quelquefois; auquel cas il faudroit appeller le chirur-

---

cette crasse : pour cela, il suffit d'enduire, pendant quelques jours, d'un peu de beurre frais ou d'huile d'olive, tous les endroits où elle est attachée; ensuite on la soulevera facilement avec les ongles un peu longs, ou les grosses dents d'un peigne; on aura cependant la précaution de le faire doucement, de crainte d'occasionner quelques blessures à la tête; lorsque toute cette crasse sera détruite, on lavera la tête avec un petit linge, ou une petite éponge fine, imbibée d'eau tiede, dans laquelle on aura dissous un peu de savon.

gien ; sans quoi l'enfant seroit bientôt mort. Le cordon enveloppé et couché sur la compresse, on prendra un troisieme morceau de linge plié en deux ; de quatre travers de doigts de largeur, et assez long pour pouvoir faire le tour au dessous des reins, et venir s'attacher par devant avec une ou deux épingles, en assujétissant le cordon ployé sur la compresse. Cette espece de bandage empêche le cordon de rompre, jusqu'à ce qu'il soit sec ; et lorsque ce cordon sera séparé, il faudra continuer ce bandage, parce qu'il empêche aussi que l'ombilic [1] ne se dilate par les cris de l'enfant, au point de lui causer une hernie, ou descente, à laquelle les enfans sont fort sujets, et qui leur arrive assez souvent, faute de cette précaution.

III. *Précaution pour les bourses.*

Si c'est un enfant mâle, on aura la pré-

---

(1) Ombilic, en latin *umbilicus*, est le même que nombril. C'est la cicatrice qui résulte de la séparation de la portion du cordon qu'on a laissé lorsqu'on en a fait la ligature, et que cette portion a été entiérement séchée. A l'égard de cette séparation, on ne doit jamais la hâter, comme font quelques meres, ou celles qui soignent les enfans, parce qu'on peut donner lieu à une hémorrhagie difficile à arrêter ; il est donc prudent d'attendre que cette séparation se fasse d'elle-même, ce qui arrive, le plus ordinairement, vers le sixieme ou huitieme jour de la naissance de l'enfant.

caution de lui relever les bourses avec le milieu d'un petit linge, que l'on passera ensuite par derriere, et qu'on assujétira par devant, pour empêcher leur compression par les cuisses; et c'est bien souvent faute de cette attention, dit M. Levret, « qu'il y a beaucoup d'enfans qui crient continuellement. Aussi remarque-t-on, en général, que les garçons sont plus sujets à ces cris, que les filles ».

I V. *Habillement de l'enfant.*

L'enfant lavé, et son nombril assujéti, il est question désormais de 'l'habiller. Mais quelle forme d'habillement lui donnera-t-on? C'est là-dessus que je n'ose m'expliquer, tant je redoute la force du préjugé et de la coutume. Dans certains pays la coutume est de lier, serrer, à force de bras, garotter un enfant de naissance jusqu'à l'âge de deux ans, avec une sangle forte et large de cinq à six doigts, depuis les épaules jusqu'aux pieds; en sorte que ce petit malheureux a tout l'air d'une poupée, ou d'une pagode [idole], ou pour mieux m'exprimer, d'un criminel du premier ordre, qu'on craint qu'il ne s'échappe, et qui est dans les entraves depuis les pieds jusqu'au col; ses bras, ses cuisses, ses jambes sont si fortement serrées le long de son corps, et les unes pressées contre les autres, qu'on ne peut s'empê-

pêcher

pêcher de se représenter la question qui se donne par les coins. Celle qu'on fait souffrir à ce pauvre martyr est un peu moins cruelle, à la vérité, parce qu'elle n'est pas tout-à-fait si violente ; mais sa diuturnité ne la rend gueres moins gênante, ni moins douloureuse. Qu'on se figure la gêne [j'ai presque dit le martyre] d'un enfant qui ne peut faire aucun usage de ses membres, qui ne peut les remuer, hors la tête, la seule partie de son corps qu'il a libre, si on ne se figurera pas un prisonnier, ou un martyr.

Il y a une autre façon d'emmaillotter les enfans, qui paroît un peu moins gênante, et un peu moins barbare, mais qui l'est encore assez, pour qu'on dût y renoncer, si on n'étoit esclave de la coutume et du préjugé ; c'est d'envelopper dans un oreiller souvent trop épais le corps de l'enfant, où il est encore trop géné ; car si on lui donne dans un certain temps la liberté des bras et des mains, dont il sait faire bon usage, il est totalement privé de celle des cuisses, des jambes et des pieds, qui sont comme collés l'un à l'autre, et qu'il remueroit avec autant de plaisir, si on lui en laissoit la liberté. La preuve que cet enfant ainsi emmaillotté, n'est point à son aise, c'est que si on le délie et qu'on le démaillotte pour le changer, vous lui voyez un air content et

satisfait , une action de tous ses membres
qui marque sa pleine satisfaction ; au lieu
qu'il pleure et crie quand il se voit remettre en prison.

Je sais ce qu'on a coutume de répondre
à cela ; que si cette façon d'habiller les
enfans est gênante pour eux, elle est in-
dispensable pour leur soutenir le corps ,
pour le leur former, et prévenir les dé-
fectuosités qui se formeroient, si on les
gênoit moins.

A cela voici ce que j'ai à répondre à
mon tour ; les Nègres, les Sauvages, les
Américains et tant d'autres peuples n'em-
maillottent pas leurs enfans ; et ils ont le
corps plus droit, mieux fait et plus ro-
buste que les nôtres. Leur nature n'est-
elle pas la même que la nôtre ; ou si cette
nature nous a fait des loix qu'elle n'a pas
fait pour eux , ou leur a accordé des privi-
léges qu'elle nous a refusés ?

Après ces observations , me sera-t-il
permis de proposer une façon d'habiller
les enfans, exempte de tout inconvénient,
et qui leur seroit bien commode? La
voici.

Commençons par la tête; c'est la partie
principale du corps, la plus noble et la
plus exposée. On couvrira d'abord la tête
de l'enfant d'un béguin de toile fine,
dont les coutures ne soient pas trop dures,
sur lequel on mettra un bonnet un peu

large, fait de coton, ou d'une fine étoffe, qu'on assujétira avec une gorgette pas trop serrée. En maniant la tête de l'enfant, on aura grand soin de ménager les fontanelles, et qu'il ne reçoive quelque coup à la tête, dans les mouvemens qu'il fera, ou qu'on lui fera faire.

Après la tête, on lui couvrira le corps, de la maniere que je vais dire. On prendra un linge d'une toile qui ne soit pas trop neuve, dans lequel on enveloppera l'enfant depuis les aisselles, jusqu'au dessous des pieds; ce linge sera attaché lâchement avec des épingles, posées de façon qu'elles ne puissent piquer l'enfant.

Ce premier linge ainsi posé, on mettra l'enfant dans une espece de sac, fait comme un sac à poudre, et qu'on fera d'une demi-aulne de serge de coton, ou de futaine, de la longueur du corps de l'enfant. L'entrée ou la gueule de cette espece de sac, fermera par deux cordons à coulisse au dessous du menton; on fera à deux pouces plus bas de la gueule du sac deux manches un peu larges pour y passer les bras de l'enfant; le sac fermera en devant avec des cordons, rubans ou galons, à la distance d'un pouce et demi l'un de l'autre, si on aime mieux le lacer comme un corps de femme.

Cette maniere d'habiller l'enfant, com-

me on voit, n'a rien que de simple et
de commode ; l'enfant est à son aise ; aucune partie de son corps n'est gênée :
par conséquent, l'accroissement de l'enfant se fait bien plus aisément, que s'il
étoit emmaillotté ; ses excrémens ne sont
pas sujets à se coller à ses fesses ; il n'est
pas sujet lui-même à s'échauffer à l'entre-
deux des cuisses, ni au pli des aines ; sa
respiration n'est point gênée, non plus
que son estomac, et les visceres contenus
dans le bas-ventre, comme le foie, la rate,
les boyaux, etc. etc. etc.

On m'opposera que l'enfant ainsi ha-
billé, ne sera ni maniable, ni portatif,
n'ayant point de soutien. J'avoue qu'il
faudra peut-être un peu plus d'adresse
et de soin. Je suppose, par exemple, que
la mere ou la nourrice veuille donner à
teter à son nourrisson ; que fera-t-elle ?
Elle commencera par s'asseoir et le mettre sur son giron ; puis, par la façon de le
relever et de le tenir, elle lui formera
entre son corps et ses bras une espece de
berceau, lui soutenant la tête avec le bras
du côté qu'elle l'allaitera, et les fesses et
les reins, de l'autre bras. L'enfant, de la
sorte situé, se trouvant à son aise, tetera
bien plus facilement.

En hiver, si on craint pour l'enfant
l'impression du froid, on en sera quitte
pour lui donner double lange ou drapeau,

ou de former le sac de deux pieces d'étoffe, qu'on garnira de coton à poil entre les deux, et qu'on fera piquer comme un jupon, ou une courte - pointe. Si on se pique d'ajustement, qu'est - ce qui empêchera qu'on ne fasse le sac de quelque riche étoffe, et qu'on ne falbalise encore les manches et le devant?

V. *Temps de commencer à faire teter l'enfant.*

Comme je suis toujours d'avis que toute mere nourrisse son enfant, elle ne manquera pas de lui présenter la mammelle quatre ou cinq heures après son accouchement : premierement, afin de former les mammellons, et d'empêcher en second lieu l'engorgement des mammelles. Il en résulte un troisieme avantage pour l'enfant ; c'est que son estomac et ses boyaux se trouvant farcis d'une humeur qui ne peut être trop tôt évacuée, le premier lait qu'il tete, étant de sa nature purgatif, sert très-bien à évacuer cette humeur, qui lui donne des tranchées ; par où l'on voit qu'il ne faut pas donner dans le préjugé vulgaire ; que le lait ne monte aux mammelles que vingt-quatre heures après l'accouchement ; cela arrive très-rarement, et communément le lait est venu au bout de quatre ou cinq heures ; j'ai même vu des femmes qui en avoient deux mois avant d'accoucher; et c'étoit encore leur premiere grossesse.

VI. *Avis au sujet de l'alaitement de l'enfant.*

Il arrive quelquefois que l'enfant ne peut teter en ayant bonne envie; il faut alors examiner quelle en est la cause; c'est toujours ou du filet, ou du mammellon qui est trop gros, ou pas assez formé; pour les deux premieres causes, nous recommandons d'appeller un chirurgien instruit, sur-tout pour couper le filet, qui est une opération qu'on croit être de peu de conséquence, mais qui demande beaucoup d'adresse et des connoissances anatomiques. Pour le mammellon trop court, nous recommandons la succion de quelques grandes personnes, qui le feront allonger, ou bien d'employer le pipeau ou l'espece de ventouse dont je donne la description au Chapitre de la fievre de lait.

CHAPITRE IX.

Des Lochies.

I. *Définition des Lochies. Leur durée. Leur quantité. Raison du plus ou du moins.*

On appelle lochies ou vidanges, cette évacuation de sang et d'humeur de la

matrice , qui se fait immédiatement après
l'accouchement. On ne peut pas déterminer
au juste la durée d'un tel écoulement ; car il
dure quelquefois des quatre jours, des vingt,
des trente et jusqu'à quarante jours ; leur
quantité est également indéterminée : il y
a des accouchées qui les ont très-abon-
dantes ; d'autres très-modérées. Ne pour-
roit-on pas at ribuer cette variété au tempérament plus ou moins sanguin ; à la perte
de sang plus ou moins grande , qui s'est
faite durant la grossesse ; à la quantité
plus ou moins grande de lait qui est
monté aux mammelles ; aux sueurs plus
ou moins fortes ; aux ulceres qu'on aura
sur son corps ; aux cauteres, etc. etc. etc. ?

Je pense donc que l'évacuation , plus
ou moins grande des lochies peut dé-
pendre de toutes ces causes ; qu'ainsi, la
femme d'un tempérament sanguin , évacuera plus de sang , que celle qui est
d'un tempérament tout différent ; celle
qui a essuyé des pertes de sang dans sa
grossesse , soit par les regles , soit par
les saignées , évacuera moins ; de même
que celle qui aura beaucoup de lait , aura
des lochies moins abondantes ; parce que
la nature , plus portée à une chose qu'à
l'autre , ne pourra également fournir aux
deux : celle qui aura beaucoup sué les
premiers jours de son accouchement , aura
bien moins de lochies , que celle qui n'aura

pas été dans de grandes sueurs ; la raison est qu'elles s'évaporent , en partie , par une grande transpiration ; celle , enfin , qui a un cautere ou un ulcere , videra moins qu'une autre qui n'en a point ; parce qu'une partie des vidanges reflue dans le cautere ou dans l'ulcere ; ce qui se fait bien remarquer dans une accouchée qui a un cautere ; car , si son cautere rend beaucoup , les vidanges sont moins considérables que s'il ne rend point du tout ; ce qui arrive quelquefois.

L'écoulement des lochies est si fort varié , qu'on en voit qui coulent avec abondance et long-temps ; d'autres long-temps , mais en petite quantité ; et d'autres en très-petite quantité , et très-peu de temps.

II. *Deux sortes de Lochies.*

Je considere deux sortes de lochies ; celles qu'on doit nommer naturelles, et celles qu'on peut appeller contre nature ; celles que je nomme naturelles, sont les lochies de pur sang, pendant un ou deux jours , et qui., le troisieme ou le quatrieme jour que la fievre de lait survient, prennent une couleur livide, puis celle du pus , ou du lait trouble et crêmé , et de fade odeur ; quand elles sont dans ce dernier état , elles doivent diminuer de jour à autre , mais sans changer de couleur ; il est essentiel de remarquer ces changemens , pour ne pas prendre le naturel pour le non - naturel ; ces méprises pouvant être funestes.

III. *Différentes causes des Lochies contre nature.*

Les lochies que j'ai appellées contre nature , sont celles qui , dès le commencement, ont une très-vilaine couleur, et une très-puante odeur ; leur cause peut être ou la rétention de quelque corps étranger dans la matrice, comme de quelque portion de membrane, ou du placenta ; ou quelque ulcere cancéreux à la matrice , ou à son orifice ; ou la gangrene de quelqu'une des parties génitales ; ou l'inflammation de la matrice ou de son orifice , ou du vagin ; ou certains vices de l'accouchée , comme vérole , scorbut , écrouelles , etc. etc. etc.

Tous ces accidens, ou contre-temps, si vous voulez , qu'on n'a pas droit de supposer dans un accouchement ordinaire et naturel, forment ces différentes lochies que j'ai nommées contre nature, ou mieux non-naturelles ; en tant qu'elles ne sont pas des effets nécessaires et naturels de l'accouchement, en tant qu'accouchement.

Dans le premier cas , les lochies ont une odeur cadavéreuse , sur-tout trois ou quatre jours après l'accouchement, et leur couleur est brune, ressemblante à celle du café ; elles sont, de plus, mêlées de petits morceaux de chair pourrie ; les taches qu'elles impriment sur le linge, ont à leur bord un cercle violet, tant que le corps étranger est dans la matrice ; et quand il en est sorti, les lochies rentrent dans leur état naturel ; il arrive quelquefois que, pendant que le corps étranger est dans la matrice, on voit revenir de temps à autre de légeres pertes de sang, qui quelquefois deviennent considérables. Voyez le dernier Chap. de la Ve. Partie.

Dans le second cas, les lochies sont claires, et ressemblent à l'eau dans laquelle on a lavé, ou laissé tremper un morceau de chair ; et l'accouchée souffre beaucoup.

Dans le troisieme cas, les lochies ont une odeur cadavéreuse, comme dans le premier, et l'accouchée ne vit pas long-temps ; la gangrene se met aux parties génitales, qui bientôt se communique à la vessie et au rectum ; ce qui se manifeste assez par l'urine et les matieres fécales, avec lesquelles ces lochies se mêlent.

Dans le quatrieme cas, elles ont la couleur de gomme Arabique dissoute ; elles sont glaireuses et sans odeur, et coulent en petite quantité : l'accouchée n'est pas dans un grand danger.

Dans le cinquieme cas , elles sont verdâtres , jaunâtres ; mais dans le cas de de scorbut , elles exhalent une odeur de charogne indéfinissable ; et dans le cas de vérole ou d'écrouelles , elles ont une odeur fade.

Regle générale. Toutes ces lochies contre nature , sont de mauvais augure ; elles annoncent, ou une mort prochaine , ou de fâcheux accidens, auxquels ceux pour lesquels nous écrivons , ne sont pas en état de remédier, n'en sachant pas les moyens , et ne pouvant leur enseigner ; parce qu'il faudroit qu'il eussent des connoissances qu'ils n'ont pas. Voilà pourquoi ils devront appeller un chirurgien.

I V. *Suppression n aturelle des lochies.*

Les lochies peuvent être supprimées de deux manieres , naturellement et accidentellement. On appelle suppression naturelle , lorsque l'accouchée n'éprouve aucune sorte d'accidens , bien que les lochies n'aient coulé que très-peu de temps et en petite quantité.

V. *Suppression accidentelle des lochies , de ses signes et de ses accidens.*

On nomme suppression accidentelle,lors-

qu'il arrive des accidens, tels que sont
la tension, la douleur, l'érétisme du bas-
ventre, le mal de tête, la fievre violente,
la douleur aux mammelles, aux aines,
aux reins, au mont de vénus. Tels sont
les premiers signes et accidens de la suppression accidentelle des vidanges qui sont
bientôt suivis d'autres plus graves, si la
malade n'est promptement secourue; tels
sont le délire, les convulsions, les violentes coliques, la perte de la connoissance, l'inflammation de la matrice (1),

----

(1) Cet accident est souvent l'effet de la suppression des vidanges, et quelquefois c'est lui qui
les supprime : sans exposer les causes qui sont
inutiles à ceux pour lesquels nous écrivons, nous
allons traiter ici un sujet qui ne sera pas tout-
à-fait étranger au nôtre, et qui met les médecins
en opinions contraires, et donnent lieu aux préju-
gés du public, qui ternit souvent la réputation
d'habiles gens de l'art : c'est la saignée ; les uns
la veulent faire au bras, les autres au pied, et
tous font des pompeux verbiages, n'étant point
appuyés sur la pratique. La saignée du bras convient lorsque la suppression des lochies est causée par l'inflammation à la matrice, provenante
d'une cause quelconque ; et c'est alors plutôt l'inflammation de ce viscere qu'on traite, que la suppression des vidanges. (Les symptômes de cette
inflammation sont assez analogues à ceux de la
suppression des lochies; mais en voici de particuliers et assez certains, qui sont le gonflement plus
ou moins considérable de la matrice, accompa-
gné de douleurs fixes, de chaleurs et de pulsa-

le profond assoupissement, l'apoplexie, le crachement de sang, l'oppression violente, les sueurs froides, les syncopes ; enfin, la femme bat la campagne, déraisonne, et est enlevée avant le quatorzieme jour.

VI. *Causes de la suppression des lochies.*

Les causes de cette fatale suppression sont la colere, la trop grande joie, la peur, les mauvaises odeurs, le froid, l'usage des alimens froids, les contradictions, les inquiétudes et les peines d'esprit, la fievre violente, le défaut de régime convenable, etc. ; par où l'on voit avec quelle attention, quel soin, quelle discrétion, on doit

---

tions que ressent la malade au bas-ventre, et qui augmentent par le toucher, au dessus du mont de vénus ; la difficulté d'uriner et d'aller à la selle, le pouls petit, fréquent et serré, et des insomnies.) Lorsqu'au contraire il n'y a pas d'inflammation à la matrice, ce qu'on connoîtra par l'exclusion de ces symptômes, qu'il n'y aura que suppression des vidanges, la saignée du pied convient ; elle convient également, si, avec la diminution des symptômes de l'inflammation de la matrice, il seroit quelques humeurs sanguinolentes du vagin ; si, faute d'avoir bien distingué les deux cas que je viens d'exposer, on avoit fait une saignée du pied pour une du bras, *et vice versâ* ; on réparcroit sa faute par la saignée convenable : cette méprise se connoît par la continuité des symptômes, et leur augmentation.

ménager une accouchée , et avec quelle
précaution elle doit se ménager elle-
même.

VII. *Deux sortes de suppression accidentelle , une partielle et une totale.
Moyens d'y remédier.*

Il faut encore remarquer que cette
suppression accidentelle dont nous parlons , peut être de deux sortes , totale ou
partielle. Elle sera partielle , si les accidens ci-dessus ne se manifestent que très-
peu , et alors le danger n'est pas si grand.
Dans l'une et l'autre , il faut de prompts
secours ; le retard à les donner devient
orageux , comme on a dû le voir par les
symptômes ; il n'y a que l'homme de
l'art qui peut les donner , à cause de divers accidens qui compliquent plusieurs
fois la maladie ; ce qui fait qu'il faut
alors un traitement combiné et diversifié.
Si des raisons empêchoient qu'on eût le
chirurgien ou le médecin sur le champ ,
comme cela arrive souvent en campagne ;
on commencera les remedes suivans , que
toute accoucheuse peut faire , ainsi que
toute personne un peu intelligente.

On fera prendre à la malade des boissons adoucissantes , tempérantes , dé-
layantes et légérement apéritives ; telles
que la tisanne de ris et de chiendent ,
ou de racine de guimauve et de semences

de lin , de chacune une demi-once par
pinte d'eau ; l'infusion de fleurs de vio-
lettes , de guimauve , de mélilot , de
bouillon blanc (vulgairement appellé mo-
lene) , une ou deux pincées par pinte
d'eau , le petit lait bien clarifié ; ou pourra
mettre par pinte de l'une de ces boissons
un demi gros de sel de nitre , et non pas
celui de *duobus* , qui n'agit que par irritation , et qui n'est conséquemment
qu'une cause seconde au mal ; ce qui la
fait abandonner de beaucoup d'habiles
praticiens , et devroit également la faire
abandonner des gens de l'art qui ne ces-
sent encore d'en faire usage.

On donnera à la malade trois ou quatre lavemens par jour , faits avec le lait
et le sucre : la quantité de l'un et de
l'autre est un quarteron de sucre ou de
belle cassonnade , sur une pinte de lait. On
pourra encore faire ces lavemens avec les
boissons ci-dessus , ou une décoction de
pariétaire et de mauve , ou de seneçon
et de mercuriale , ou de son quelconque ; on pourra ajouter dans chaque lavement quelques cuillerées d'huile d'olive
ou d'amende-douce , ou de semence de
lin.

On appliquera sur toute l'étendue du
bas-ventre et des parties externes de la
génération , les mêmes décoctions ci-dessus , dont on aura imbibé des morceaux

de flanelle ou de quelqu'autre étoffe ; pourvu qu'elle soit molle ; on pourra aussi se servir de vessie de porc à moitié remplie de ces mêmes remedes, ou de lait, et qu'ils soient toujours tiedes. Ces sortes de topiques ne doivent pas rester plus de deux heures, après quoi les renouveller, et laver à chaque fois la vessie ou le morceau d'étoffe dans l'eau.

On injectera dans le vagin et dans la matrice de ces mêmes remedes, par le moyen d'une seringue, qu'on insérera doucement, de crainte de faire quelques blessures.

VIII. *Ce qu'il faut faire après l'écoulement des lochies.*

Après l'écoulement des lochies, on recommandera à l'accouchée de faire toilette pendant quelques jours ; elle se lavera les parties génitales avec une éponge trempée simplement dans l'eau tiede : car c'est une chose autant inutile, qu'absurde, d'employer, comme on fait, la décoction de racine de la grande consolide, ou de noix de cyprès, ou la dissolution d'alun, ou certaines liqueurs ou pommades que vendent même les parfumeurs. Tout cela est inutile, et peut plutôt nuire que profiter, à cause que tout cela est astringent, et ne contente que des femmes vaines, qui croient, en s'en servant, réparer les débris de leur virginité : débris aujourd'hui peu rares, même avant l'adolescence (1).

---

(1) Je ne puis résister ici à la tentation de rapporter l'histoire d'une jeune demoiselle, qu'on auroit dit être une vestale, qui cherchoit à voiler sa virginité qu'elle avoit perdue ; elle vint un soir me trouver, elle me dit qu'elle alloit se marier, mais qu'une chose l'inquiétoit beaucoup. *J'ai joui, me dit-elle, des plaisirs du physique de l'amour, et je crains que mon mari futur ne s'en apperçoive, en trouvant le chemin un peu trop large ; en conséquence, je vous prie de m'indiquer des moyens pour me faire passer pour vierge à ses yeux.* Je ne voulus lui en indiquer aucuns ; mais elle en employa, sur-tout le jour de la bénédiction nuptiale, où entroient le tan et la chaux ; le lendemain elle éprouva une irritation et une inflammation considérables aux parties génitales, accompagnées de gerçures, auxquelles il fallut promptement remédier. On crut cette demoiselle vierge, et son mari fut blâmé d'avoir été un athlete si imprudent ; mais elle paya bien cher sa prétendue vertu. Je rapporte cette observation, pour faire voir le danger de pareils moyens, que des femmes cherchent à employer.

CHAPITRE X.

De la Fievre de lait.

I. *Epoque, signes et symptômes de la fievre de lait.*

Il arrive ordinairement que, vers le troisieme ou quatrieme jour après l'accouchement, quelquefois même dès le second, il survient à l'accouchée une espece de fievre, assez légere néanmoins, qu'on nomme fievre de lait. Il y a quelque peu d'élévation dans le pouls ; l'accouchée a des maux de tête peu considérables, à la vérité ; elle est tant soit peu altérée ; elle a les mouvemens (1) de la respiration gênés, ainsi que ceux des bras ; elle sent même une espece de lassitude dans tout le corps ; les lochies coulent un peu moins bien qu'à l'ordinaire.

Ces premiers signes annoncent une plénitude prochaine aux mammelles ; pléni-

____

(1) Je dis les mouvemens, parce qu'effectivement la respiration se fait par deux mouvemens alternatifs et opposés, dont un se nomme inspiration, et l'autre expiration : par le premier, l'air entre dans le poulmon par la trachée-artere ; par le second, il est chassé du poulmon, et en sort par la même voie. La respiration commence par l'inspiration, et finit par l'expiration.

tude qui fera connoître elle-même la sécrétion future du lait. Alors on s'apperçoit
que les mammelles se gonflent, deviennent dures, sensibles ; enfin, elles se remplissent d'abord d'une liqueur séreuse et
claire, puis d'une seconde douce, un peu
sucrée, médiocrement épaisse ; ce qui
est le véritable lait (1), qui est transmis au dehors par des tuyaux qu'on
nomme laiteux, qui aboutissent au mammellon. La première liqueur (la sérosité)
sert à purger l'enfant ; la seconde, à le
nourrir. Cette sécrétion, dit le célebre
Bordenave, « paroît être la suite de la plénitude particuliere des mammelles, de la
constriction de la matrice, et du défaut
d'excrétion par cette voie ; puisque les
mammelles se dégorgent assez bien, quand
les lochies sont abondantes. Si le lait ne
se sépare pas par les mammelles, il se porte
à d'autres parties ».

D'après cela, si cette espece de sécrétion est la suite de la plénitude parti-

____

(1) Le lait est composé de trois sortes de matieres très-intimement unies : savoir, de beurre,
du fromage, et de la partie séreuse, qu'on appelle
petit-lait : celle-ci est la seule partie fluide du lait ;
les autres sont des matieres consistantes, indisso-
lubles dans leur sérosité ; on sépare facilement
cette sérosité des deux autres, en faisant bouillir
le lait, et y versant quelque peu d'acide quelconque, comme crème de tartre, vinaigre, suc
de grenade, et de fruits qui ne sont pas encore
mûrs, etc. etc.

culiere des mammelles , et du défaut d'excrétion par la matrice , qui sont des états que je regarde , en quelque sorte , comme contre nature ; il n'est pas possible que cela arrive , sans causer des changemens et des mouvemens, qui occasionnent un peu d'élévation et d'émotion au pouls ; ce qui cause l'espece de fievre que nous traitons ici. A mesure que cette sécrétion laiteuse se fait dans les mammelles , et que le lait ne s'échappe pas par d'autre voie, que par le mammellon, la nature peu-à-peu s'y fait ; et y étant tout-à-fait accoutumée , cette espece de fievre cesse , et les lochies reprennent leur libre cours.

Il arrive assez ordinairement à la malade de suer , et même quelquefois abondamment. Quand la sueur doit être abondante , l'accouchée, dans son commencement , se sent beaucoup fatiguée , et vers la fin se trouve beaucoup mieux. Cette espece de sueur dure plus ou moins de temps. Elle occasionne quelquefois des pétillemens fort incommodes ; si elle dure long-temps , les urines deviennent rouges, et coulent très-peu ; quand la sueur est passée , elles deviennent abondantes, un peu troubles et chargées.

II. *Durée de la fievre de lait. Signes de sa fin.*

On ne sauroit fixer la durée de cette

fièvre ; elle dure vingt-quatre heures aux unes ; d'autres la gardent des un, deux, trois, quatre, cinq, six, et jusqu'à huit jours ; plus communément elle passe au bout de deux ou trois jours. On s'apperçoit de sa fin, quand la respiration et le mouvement des bras deviennent plus libres ; les mammelles sont moins dures et moins sensibles, moins volumineuses aussi, et les lochies coulent plus abondamment ; si avant, et durant cette espece de fievre, le ventre étoit devenu paresseux, il devient plus libre ; si on avoit perdu l'appétit, on le reprend ; et c'est aussi alors que l'accouchée peut reprendre son genre de vie ordinaire, s'il n'y a pas d'autres accidens qui en empêchent.

Il ne faut aucune sorte de remede à la fievre de lait ; il ne faut qu'observer le régime de vie qui a été prescrit plus haut.

Je ne puis, dans ce Chapitre, me dispenser de parler de la sécrétion laiteuse (1), qui ne se fait pas toujours en égale quantité ; puisque quelques femmes en ont trop, et d'autres pas assez.

III. *De la sécrétion laiteuse et des cas de la trop grande quant té de lait, et de ceux de la trop petite quantité.*

Dans le cas de trop grande quantité,

____

(1) *Séparation du lait avec le sang.*

l'enfant n'en pouvant faire toute la con-
sommation, les mammelles s'engorgent,
deviennent dures et douloureuses. Tout
ce qu'on doit faire en pareil cas, c'est de
diminuer la quantité du chyle d'où se
forme le sang, en se réduisant à la diete
la plus austere, ne prenant de nourriture
que ce qu'il en faut pour se soutenir,
usant de tisanne de chiendent, et faisant
souvent teter l'enfant.

Quand au moyen de cette diete et des
fréquens tetemens de l'enfant, les mammelles seront dégorgées, la femme continuera son régime, pour ne manger qu'autant qu'il lui faudra pour la nourrir, et
ne faire du lait que ce qu'il faut pour
nourrir son enfant.

Dans les deux premiers jours, elle
appliquera sur ses mammelles des compresses imbibées d'une décoction légere
d'écorces de grenades, ou de roses rouges,
ou de poudre de tan. Ces remedes externes étant astringens, empêcheront la
trop grande dilatation des vaisseaux, en
les resserrant s'ils sont trop dilatés.

On observera qu'on ne réussit, par les
moyens indiqués à dégorger les mammelles, que dans le commencement de
leur engorgement, ou qu'elles tendent à
l'engorgement; mais quand elles sont totalement engorgées, il faut un autre traitement, qui quelquefois ne réussit pas

toujours , ce qui prouve alors que le lait est tout grumelé , ou qu'il commence à se grumeler ; alors les mammelles ne manquent jamais d'abcéder , c'est-à-dire , qu'il s'y forme des abcès. Il faut néanmoins faire tout ce qui sera possible pour les faire dégorger ; et voici ce qu'on fait pour cela.

On commence d'abord par la diete que j'ai proposée. On fait teter l'enfant tant qu'il veut ou qu'il peut teter ; mais comme son tetement ne suffira pas à l'entier dégorgement , l'accouchée se fera teter par un autre enfant , ou par une grande personne ; elle pourra encore se teter elle-même , par le moyen d'un pipeau , vulgairement appellé teterole. Voici encore un autre moyen que j'ai conseillé à plusieurs femmes , qui , l'ayant employé , s'en sont bien trouvées. Il consiste à prendre une fiole de verre à cul rond , dont l'orifice ou entrée sera proportionnée à la grosseur du mammellon. On plongera cette phiole dans un vase rempli d'eau chaude et même presque bouillante , en mettant le pouce sur l'orifice pour le boucher exactement ; lorsqu'on sentira au pouce une chaleur insupportable , on ôtera la phiole de l'eau , et on appliquera promptement son orifice sur la base du mammellon où celui-ci doit entrer , ainsi que dans le col de la phiole. (Je dis promptement ,

pour ne pas donner le temps à l'air raréfié de sortir, qui seul doit opérer tout
l'effet qu'on attend.) Le mammellon étant
entré dans l'orifice et dans le col de la
phiole, doit prendre bien juste dans sa
base, pour empêcher l'air extérieur d'entrer dans la petite bouteille, et l'air intérieur d'en sortir. On tiendra, pendant
l'opération, cette petite bouteille dans
l'eau chaude, afin de tenir toujours l'air
raréfié. On voit alors le mammellon s'allonger, et le lait s'écouler ; la femme
ressent quelque douleurs, mais il ne faut
pas s'en inquiéter.

Non-seulement cette espece de ventouse a la vertu de dégorger les mammelles ; mais encore, si une femme n'a
point de mammellon, comme cela arrive
quelquefois, elle le lui fera venir ; si son
mammellon est trop court, elle le lui
allongera ; s'il est trop mince, elle le lui
grossira. J'en ai fait l'expérience à l'égard
d'une femme qui n'avoit pas la moindre
apparence de mammellon ou de bout.

Pendant qu'on s'occupera à tirer le
lait des mammelles, on leur appliquera
des topiques émolliens. Les meilleurs
sont, la graine de lin et la racine de guimauve bouillies ensemble, ou l'eau même
dans laquelle ces choses auront bouilli,
dont on imbibera des compresses. On
pourra en faire autant avec du lait ou

avec

avec des cataplasmes de lait et de mie de
pain ; d'autres avec les feuilles de mauve,
racines de guimauve, pariétaire, seneçon, mercuriale, etc. ; le tout haché bien
menu. Il faut toujours avoir soin d'appliquer ces émolliens dans le degré de
bonne tiédeur, et les changer, au plus
tard, de deux en deux heures ; parce que
si on les laissoit plus long-temps, ils
s'aigriroient ; et au lieu de relâcher les
mammelles, ils les enflammeroient : soit
qu'on tire le lait ou qu'on ne le tire pas,
il faut toujours tenir sur les mammelles
ces émolliens.

Au reste, je ne suis pas de même avis
que ces praticiens, qui veulent qu'on
applique sur les mammelles des résolutifs ; afin, disent-ils, de résoudre le
lait dont les mammelles sont engorgées,
et par ce moyen opérer leur dégorgement. Mauvaise pratique, d'où résultent
toujours des suites très-fâcheuses. Ils
viendront bien à bout de résoudre le
lait ; on ne le leur conteste pas ; rien n'est
même plus aisé ; mais qu'en arrivera-t-il ?
Ce ce que j'ai vu, et que tant d'autres
ont vu arriver comme moi. Le lait étant
résous devient la source de plusieurs maladies, qui ne se manifestent pas tout
de suite, mais au bout d'un certain
temps, qu'on a ensuite bien de la peine
à guérir, qui quelquefois même devien-

nent incurables ; et par-là de pauvres femmes demeurent infirmes toute leur vie. J'en connois quelques-unes que ces habiles gens ont mis dans cet état.

Si les résolutifs sont si funestes , comme j'espere le démontrer un jour , et surtout à l'égard du lait , pourquoi ne s'en tiendra-t-on pas aux émolliens ? Si l'engorgement devenoit considérable, encore vaudroit-il mieux l'amener à suppuration.

Pourquoi en suis-je pour les émolliens ? C'est qu'ils relàchent par leur humidité et leur douce chaleur. Ainsi , toutes les parties des mammelles étant relàchées, le lait se trouve en plus grande liberté de s'écouler ; et même si le lait a quelque disposition à se grumeler , les émolliens l'en empêchent , ou le remettent dans son état naturel , s'il est déjà grumelé.

On sent que le même traitement est pour une seule mammelle engorgée , comme pour les deux.

Lorsqu'il y a cinq ou six jours que l'engorgement dure , et que pendant ce temps on a tenté les moyens ci-dessus , alors on doit s'attendre qu'elles abcéderont. Il y a trop de roideur dans toute la texture de la mammelle ; l'inflammation est trop grande, le lait trop grumelé , et ne peut sortir sans qu'il soit

converti en pus, et sans que la mammelle elle-même soit pourrie en quelque
endroit.

La durée de l'engorgement n'est pas
le seul signe qui fasse connoître que les
mammelles abcéderont, et que l'engorgement se terminera par la suppuration;
mais c'est que la malade a toujours un
peu de fievre, des frissons entre les épaules; les mammelles sont inégales à leur
surface, douloureuses en même temps;
il semble à la malade qu'on lui donne de
temps à autre des coups de lancette,
etc. etc. etc.

D'après ces signes que les mammelles
abcéderont, on appliquera dessus des remedes pour faire convertir plus promp-te-
ment le lait en pus, et pourrir en quelqu'endroit les mammelles, afin qu'il se
fasse une ou plusieurs ouvertures pour
que le pus sorte. Ces remedes seront des
cataplasmes faits avec la mie de pain et le
lait, dans lesquels on mêlera de l'onguent de la mer, ou bien seulement
une grande emplâtre de cet onguent,
dont on couvrira toute la mammelle; et
l'endroit où l'on verra que l'abcès paroîtra
s'ouvrir, on y mettra plus d'onguent.

On pourra encore se servir d'un autre
cataplasme fait d'oseille et d'oignons de
lys cuits dans la cendre, où l'on mêlera

encore de l'onguent de la mer ; enfin ,
on pourra se servir , si cela ne rebute pas
trop , d'excrémens humains tout récem-
ment rendus , et tout chauds ; on changera ces cataplasmes deux fois par jour ,
et on les continuera jusqu'à ce que l'abcès
soit ouvert ; alors on mettra sur la plaie
de la charpie couverte de suppuratif, ou
d'onguent de la mer , pour faire suppurer ;
mais avant, il faudra faire sortir une certaine quantité de pus , en comprimant
légérement les mammelles.

Après que l'abcès sera ouvert, s'il reste
encore quelque dureté à la mammelle ,
ou dans les environs de la plaie, on appliquera dessus un cataplasme de mie de
pain et de lait, avec de l'onguent de la
mer , que l'on continuera , jusqu'à ce que
les duretés soient amollies et détruites.

Quand on verra que les mammelles sont
entiérement dégagées de pus ; en un mot,
qu'elles ne suppureront plus , et qu'il ne
restera aucunes duretés , on les couvrira
de simple charpie un peu épaisse , et
on les tiendra chaudement.

Si les mammelles se trouvent engorgées
par toute autre cause que par la trop
grande abondance de lait, comme coups,
chûtes , etc. , on employera les mêmes
remedes que j'ai indiqué ci - dessus pour
l'engorgement de lait.

Il faut toujours bien faire attention à

une chose ; de ne jamais ouvrir l'abcès
d'une mammelle avec un instrument tran-
chant ; il faut toujours le laisser ouvrir
de lui-même ; le pus fait le pus, comme
on dit ; les topiques aident encore à le
faire ; et ce pus augmentant toujours ,
mine peu-à-peu , et vient enfin à bout
de détruire un endroit de la mammelle ,
et à se faire jour. La cicatrice qui résulte
d'un abcès qui s'est ouvert de lui-même ,
ne passant pas la superficie de la peau ,
ne laisse aucune trace d'elle-même , et ne
cause aucune difformité , ce que ne fait
pas celle qui résulte d'une plaie ouverte
par le fer ; et la femme idolâtre de son
sein , vous sait du moins gré de lui avoir
épargné cette difformité.

Après la guérison de l'abcès , la sécrétion laiteuse recommence à se faire plus
ou moins promptement , selon que les
glandes et les tuyaux laiteux ont été
plus ou moins lésés , endommagés, déla-
brés ; s'ils l'ont été bien peu , la sécrétion se fait aussitôt , l'abcès guérit ; mais
si, comme c'est l'ordinaire , ces tuyaux et
ces glandes ont beaucoup souffert , qu'ils
aient été considérablement altérés , ce
n'est qu'à l'accouchement suivant que la
sécrétion laiteuse se rétablit ; la nature
ayant besoin d'un long temps pour res-
taurer les glandes et les tuyaux , qui
sont les organes propres de la sécrétion
du lait.

Dans le peu que j'ai été forcé de dire
sur le cas de l'engorgement des mammelles, provenant de la trop grande abondance de lait, on a vu que je n'en étois
nullement pour le faire résoudre. J'y re-
viens pour en donner une bonne raison.
En travaillant à résoudre le lait, on le fait
passer dans la masse du sang, et dans le
torrent de la circulation, sur-tout lorsque
les lochies sont passées; le lait alors devient dans le sang une liqueur hétéro-
gene, c'est-à-dire, étrangere, qui lui im-
prime, ainsi qu'aux autres humeurs, de
très-mauvaises qualités, d'où résultent tant
de maladies, qu'on a dans la suite tant
de peine à guérir : il vaut donc mieux
faire abcéder. Un corps, devenu étranger
à notre individu, est toujours mieux dehors que dedans.

On me dira peut-être qu'on réussit bien
a résoudre le lait aux femmes qui sévrent
leurs enfans, sans qu'il en résulte le
moindre inconvénient ; à cela je réponds
qu'on ne fait alors que seconder la nature, qu'on ne la contrarie pas ; la nature a ses temps, et ces temps ont des
limites. Une femme qui a nourri un enfant
pendant le temps convenable que la
nature demande, ne ressemble point
à une femme nouvellement accouchée,
à qui cette nature fournit une abondance de lait tout frais et nouveau venu pour

le nourrir : on débarrasse l'une d'une liqueur inutile ; on dérange le tempérament de l'autre.

Nous venons de voir ce qui résulte d'une sécrétion laiteuse trop abondante, et les moyens d'y remédier. Voyons maintenant celle qui se fait en trop petite quantité.

Il est assez rare d e voir des femmes manquer d'une suffisante quantité de lait pour nourrir leurs enfans ; cependant, cela se rencontre quelquefois, non communément par un défaut de la nature, mais par quelque accident qui la trouble , ou qui la dérange ; comme si la femme est attaquée d'une maladie qui empêche que la sécrétion se fasse, si elle releve de quelqu'autre ; qu'elle soit encore convalescente, et que les sécrétions ne soient pas encore bien rétablies ; si elle a , ou si elle a eu les mammelles offensées , soit par des abcès , ou par des plaies', ou par quelque tumeur cancéreuse (car je ne parle pas de celles qui sont totalement dépéries) , il arrive alors , par l'effet de ces maladies, que les corps glanduleux des mammelles , et les tuyaux laiteux sont en partie ou totalement altérés ou dépéris , ou qu'ils le sont à un point que la sécrétion ne se fait plus, ou qu'en trèspetite quantité.

Enfin , une derniere cause , c'est lorsque la femme ne prend que de mauvais alimens, ou que si elle en prend de bons, elle n'en prend pas sa suffisance ; alors, ou elle fait un mauvais chyle, ou elle n'en fait pas assez de bon pour opérer une bonne et suffisante sécrétion. Il n'y a que cette derniere cause à laquelle on puisse apporter remede ; quant aux autres causes, on doit recourir au chirurgien.

N'apperçût-on aucune des causes que nous avons nommées, on aura toujours recours au chirurgien ; parce que si les causes mentionnées ne se manifestent pas, il faut en soupçonner d'autres ; car, comme dit le célebre M. Lieutaud, la cause d'un pareil état est souvent très - cachée.

On se bornera donc à ce qui dépend des mauvais alimens ; on conseillera les plus propres à faire beaucoup de chyle et du bon chyle : tous les alimens tirés du regne végétal sont les meilleurs pour remplir cette indication, et sont préférables à tous ceux tirés du regne animal ; j'en expliquerai les raisons dans un autre ouvrage, que j'annonce à la fin de l'avertissement de celui-ci.

Pendant les premiers jours de cette stérilité laiteuse, on lui fera boire d'une décoction faite avec quelques substances aromatiques, telles que l'anis vert, le fenouil, la coriandre, etc. etc. etc. ; les aromatiques sont assez favorables à la sécrétion laiteuse.

Les substances farineuses fournissent sur - tout beaucoup de lait, comme les crêmes d'orge, de ris, de gruau, les fèves, les pois, les lentilles ; certaines plantes légumineuses, tels que les choux, les navets, les épinards, les cardes, etc. etc. etc. on mêlera durant quelques jours dans les crêmes et autres substances que je viens de nommer, un peu d'anis concassé.

On observera néanmoins de faire un sobre usage de ces substances farineuses, et de n'en pas user trop long-temps : elles fournissent beaucoup de lait, à la vérité, mais elles sont venteuses, obstruantes et indigestes.

Les femmes qui voudront avoir du lait useront, comme je viens de dire, d'alimens végétaux, et n'en prendront jamais d'épicés, et s'abstiendront de toute liqueur spiritueuse : elles éviteront tout ce qui affecte trop l'ame, comme excès de tristesse, de joie, de crainte, de colere, etc. ; elles ne prendront que des exercices modérés, se coucheront de bonne heure, se leveront de même, ne se permettant, tout au plus, que sept heures de sommeil; chercheront, le plus qu'elles pourront, à s'égayer, mais toujours modérément, évitant simplement l'ennui; enfin, elles auront grand soin de tenir chaudement leur sein, le présentant souvent à leur nourrisson.

IV. *Qualités d'un bon lait.*

Les substances ci-dessus mentionnées, font communément du bon lait; mais pour s'en mieux assurer, voici les qualités que le lait doit avoir. Le lait d'une nourrice doit être d'un beau blanc, doux et un peu sucré, ni trop clair, ni trop épais; s'il est trop clair, il ne nourrira pas; s'il est trop épais, outre qu'il coulera difficilement, c'est qu'il sera difficilement digéré : on connoît encore le bon lait, quand, le mettant sur la main, il ne s'y attache point, ni ne s'écoule pas non plus avec trop de fluidité.

Telles sont, ou telles doivent être les qualités du lait; lorsque le lait d'une nourrice ne les a pas, bien qu'elle fasse usage d'excellens alimens, on doit la soupçonner d'avoir le sang vicié, ou d'être dans quelque déréglement; dans ces cas, c'est au médecin ou au chirurgien qu'il faut recourir.

Une femme qui nourrit, doit manger un peu plus que si elle ne nourrissoit pas; à cause qu'elle doit faire une plus grande quantité de chyle; mais il ne faut pas pour cela qu'elle mange avec excès, comme font certaines nourrices, qui croient ne manger jamais assez. En quoi que ce soit, l'excès ne vaut rien; celui du manger fait une grande quantité d'humeurs qui n'est jamais de bonne nature.

On doit toujours préférer la qualité du lait à sa quantité. Une nourrice qui mangera trop, aura du lait en quantité, mais la qualité n'en vaudra rien.

Pour qu'un lait soit naturel, il faut non - seulement qu'il vienne d'une femme d'un bon tempérament; mais encore que ses mammelles soient bien conditionnées; il faut, 1°. qu'elles avancent un peu en dehors, en forme de poire; 2°. quand elles ne tiendront pas trop à la poitrine; 3°. qu'elles seront d'un volume assez considérable; 4°. qu'elles seront médiocrement fermes; 5°. qu'on verra sur leur superficie des veines bleues recouvertes d'une peau extrêmement blanche.

Les mammellons, vulgairement appellés les bouts, ne doivent pas être moins bien conformés que les mammelles : ils ne doivent pas être trop enfoncés; lorsqu'ils le sont trop, on peut y remédier, de la maniere que je l'ai dit plus haut. Ils doivent être saillans, et avoir la grosseur et la figure d'une noisette, et que les trous dont ils sont percés soient assez libres, pour qu'une médiocre pression des doigts ou de la bouche de l'enfant en fasse sortir le lait.

Dans le cas de l'insuffisante quantité de lait, on a vu ce j'ai dit là - dessus : mais il est aisé de connoître sa suffisance, par l'état de la mere, qui est d'un bon tempérament, qui jouit d'une forte santé, qui prend assez bien ses alimens, et n'en prend que de bons, et encore plus par l'état de l'enfant qui profite à vue d'œil.

V. *Devoir des meres d'allaiter leurs enfans.*

Dans le cas où la nature n'a pas failli, quel tort ne se fait pas une mere de ne pas nourrir son enfant ? Est-ce donc inutilement et sans raison, que la sage nature qui ne fait rien qu'à propos, a creusé dans le sein des meres deux fontaines de lait, pour qu'elles en privent sans nécessité leur enfans, leur chere progéniture, ou du moins qui devroit leur être chere ? Pourquoi, pouvant en prendre soin, abandonnent-elles ce soin important à des étrangeres, qui par-là les privent en quelque sorte de la qualité de meres ? car, selon le bel apologue si connu d'un ancien, ce n'est pas celle qui s'étant déchargée d'un fardeau incommode, l'abandonne aussitôt, qui est la véritable mere, mais celle qui le nourrit de son lait. On a toujours dit, et on a toujours eu raison de dire, que la mere qui ne nourrit pas n'est mere qu'à demi : en conséquence, l'enfant qui n'a pas été nourri par la mere, n'a aussi pour elle qu'une demie tendresse. On pourroit peut-être en dire autant de la mere à l'égard de l'enfant.

Ensuite, ces demi-meres, ces meres délicates et sensuelles, qu'il faudroit plutôt appeller marâtres, savent-elles à quoi elles s'exposent, et à quoi elles exposent leurs enfans ?

Si le lait de la mere qui n'est pas pour elle, mais pour son enfant, est pour celui-ci une liqueur bienfaisante et salutaire; il est quelquefois pour la mere qui le supprime et le détourne de sa destination, un virus très-dangereux. Toutes les meres ne réussissent pas à se défaire de ce présent de la nature : il en est plus d'une qui se trouve punie de son ingratitude, et qui paye bien cher l'outrage qu'elle lui a fait.

A l'égard de l'enfant, la meilleure nourriture pour lui eût été le lait de la mere; on l'expose souvent à n'en rencontrer qu'un bien mauvais; parce que la nourrice ne sera pas si bien nourrie, ni si tranquille que la mere; et si elle a des passions et des vices grossiers, qui prennent souvent leur source dans le sang, qui vous répondra que l'enfant ne les succera pas avec le lait, qui en est la plus pure substance ?

Tout engage donc une mere à allaiter

son enfant, si la nature n'a pas été défectueuse à son égard; cas extrêmement rare, et sur lequel on ne doit pas s'en rapporter à soi-même, mais aux personnes de l'art.

On verra plus au long dans mon hygienne, les avantages qu'il y a qu'une mere nourrisse son enfant.

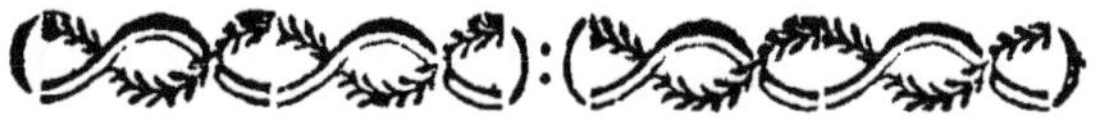

IVᵉ. PARTIE,

CONTENANT

Toutes les especes d'Accouchemens qui sont contre nature, et ceux qui sont accompagnés ou suivis de différens accidens, etc.

CHAPITRE PREMIER.

DE L'ACCOUCHEMENT CONTRE NATURE,

I. *Idée qu'on doit se faire de l'accouchement contre nature.*

ON se souviendra que j'ai appellé accouchement contre nature celui où l'enfant présente touté autre partie du corps que la tête, en bonne situation. Qu'il présente, par exemple, un pied, un bras, les fesses, etc., l'accouchement sera contre nature ; parce qu'il ne pourra se faire sans le secours de l'art ; que la nature ne le fera jamais toute seule ; qu'il est indubitable que l'enfant et la mere périront, s'ils ne sont secourus.

Un accouchement contre nature est

plus ou moins difficile à terminer, selon
la partie que l'enfant présente, et les causes qui occasionnent ce fâcheux accouchement ; mais avec des connoissances et
de l'adresse, on en vient communément à
bout.

LI. *Annonces d'un accouchement contre
nature.*

Un tel accouchement a coutume de
s'annoncer par plusieurs signes : d'abord,
par des douleurs très-vives, très-fréquen-
tes et très - fatigantes, et qui ne sont
d'aucun effet, comme dans l'accouchement
naturel, où les douleurs sont quelquefois
à-peu-près les mêmes ; mais ici elles ne
font simplement qu'affoiblir la malade,
sans expulser le fœtus ; la contraction une
fois finie, il reste à la malade une espece de mal - aise, de sensation qui la
tourmente, l'agite, lui occasionne des
impatiences, des inquiétudes, des cris ;
son visage est tantôt pale, tantôt rouge,
et avec beaucoup de chaleur ; elle éprouve
de grands maux de tête. Tous ces accidens, à la vérité, ne sont pas dangereux,
si la femme est promptement secourue ;
mais si elle ne l'est pas, il en survient
d'autres beaucoup plus fâcheux qui tendent à la mort ; comme délire, convulsions, inflammation, gangrene au rectum, à la vessie, au vagin, à la matrice ;

déchirement de ce viscere, abattement et épuisement de toutes les forces du corps et de l'esprit.

III. *Moyens de prévenir les accidens qui accompagnent l'accouchement contre nature.*

Si on est appellé de bonne heure, et dès les premieres douleurs que la femme ressentira, on pourra prévenir ces terribles accidens par l'opération du toucher; ce sera en effet par-là qu'on s'assurera, à n'en pouvoir douter, quelle est la partie que l'enfant présente, et quelle est aussi l'espece d'accouchement qu'on a à terminer, et comment il s'y faudra prendre pour le terminer.

Pour pouvoir mieux juger quelle partie l'enfant présente, il faudra toujours choisir le temps de l'intervalle des douleurs; encore arrive-t-il quelquefois qu'on n'en peut juger au travers des membranes, bien que relâchées. Alors, dans l'incertitude, si l'enfant est dans une position contre nature, il faudra percer les membranes, et ne le faire néanmoins que quand l'orifice de la matrice sera suffisamment ouvert et dilaté, à pouvoir y introduire la main (1), pour aller chercher les pieds de l'enfant : cependant, si c'étoit un

---

(1) J'entends au troisieme degré de dilatation.

pied ou une main que l'enfant présentât,
il seroit facile de le connoître, à cause
de leur conformation.

IV. *Causes de l'accouchement contre nature.*

Les causes de l'accouchement contre
nature, sont en grand nombre; elles
peuvent provenir de la mere, ou de l'enfant, ou de tous les deux ensemble. De
la part de la mere, ce sont des vices ou
défauts de conformation du grand et
du petit bassin, ou de quelques parties
molles de la génération, lorsque ces dernieres ont peine à se dilater et à s'é-
tendre; ce qui arrive, sur-tout, aux femmes un peu âgées et charnues; quand
une femme en couche a quelqu'autre maladie aigue, ou en a eu ci-devant, etc.
De toutes ces causes, et plusieurs autres,
la plus fâcheuse est celle qui dépend des
vices du grand et du petit bassin. V. le
Ier. Chap. de la Ie. Partie.

Les causes provenant de l'enfant, sont
d'être trop gros, trop puissant, soit dans
son entier, soit dans quelques-unes de
ses parties, comme lorsqu'il a une hy-
drocéphalie (1) ou une hydropisie de bas-

---

(1) Mot Grec composé de deux, dont un signifie cau, l'autre, tête. C'est le nom d'une maladie

ventre ; qu'il aura la poitrine trop large ; ce sera encore quand il présentera une partie, qui naturellement ne doit pas se présenter, comme un bras, une jambe, la poitrine, les fesses, etc. ; qu'il aura des parties superflues, comme quatre bras, quatre jambes, deux têtes ; tous ces cas-là

---

qui arrive à la tête, par un amas d'eaux qui s'y forme, et la rend monstrueuse. On reconnoit cette maladie par l'écartement plus ou moins considérable des sutures, et la largeur des fontanelles. Ces signes qui sont les plus certains, ne le sont pas toujours, parce qu'il arrive quelquefois qu'on ne sent ni les bords des sutures, ni ceux des fontanelles ; ce qui fait que nous ne traiterons point particulierement de l'accouchement, l'enfant étant hydrocéphalique ; parce que les signes étant équivoques, on pourroit souvent se méprendre, et commettre une impéritie ; les auteurs qui ont, sur-tout, écrit pour l'instruction des éleves en chirurgie et des accoucheuses, et qui ont exposé ces signes, donné les moyens de remédier au mal qu'ils annoncent, sont un peu trop inconsidérés : la pratique ne leur a probablement pas fait examiner toutes les circonstances de cette matiere, qui seroit trop longue à discuter. D'après cela, je dirai qu'il n'appartient qu'aux grands maîtres de l'art d'accoucher, de décider le cas où un enfant est hydrocéphalique ; en conséquence, je conseille à mes lecteurs que, lorsqu'ils trouveront, par le toucher, les sutures trop larges, ainsi que les fontanelles ou la tête qui sera d'un volume extraordinaire, d'appeller un homme de l'art : il en devra être de même, lorsqu'on trouvera la poitrine ou le bas-ventre d'une amplitude considérable.

sont toujours funestes, soit pour la mere, soit pour l'enfant.

La mere et l'enfant concourent à rendre l'accouchement contre nature, quand de part et d'autre, ils apportent des obstacles à l'accouchement, qui se trouvent réunis ; ce qui double la difficulté d'accoucher. N'y eût-il rien du côté de la mere, deux jumeaux suffiront pour former un accouchement contre nature, s'ils se présentent ensemble par quelqu'une de leurs parties, qu'ils soient collés l'un à l'autre par le ventre, ou par le côté.

V. *Especes d'accouchement plus ou moins dangereux, qui demandent le chirurgien, ou pour lesquels la sage-femme suffit.*

On vient de voir que l'accouchement contre nature doit être regardé comme très-dangereux, tant pour la mere, que pour l'enfant, lorsqu'il est causé par quelque vice du bassin, ou par quelques parties superflues de l'enfant, ou que l'enfant est hydrocéphalique, ou qu'il a la poitrine trop large : par conséquent on doit voir que dans tous ces cas il faut plutôt recourir au chirurgien, qu'à la sage-femme. Il est bien moins fâcheux, quand il est causé par une mauvaise situation de l'enfant, ou par quelque maladie de la mere, ou par une obliquité de matrice : l'accoucheuse un peu habile

peut terminer toute seule ces especes d'accouchemens, qui sont assez communs.
En général, tous les accouchemens contre
nature, n'ont ordinairement aucune suite
fâcheuse, lorsqu'on est secouru à temps
par les habiles gens de l'art ; mais si on
diffère tant soit peu, comme cela n'est
que trop ordinaire, la mere et l'enfant
périssent solidairement.

VI. *Ce qu'il faut faire dans l'accouche-*
ment contre nature.

Pour ce qu'il y a à faire dans un accouchement contre nature, il y a plusieurs choses dont l'accoucheuse doit
être instruite, et qu'elle doit exactement
observer, et qui méritent une sérieuse
attention de sa part.

Premierement. Dès qu'elle sera arrivée
chez la malade, elle appliquera tous ses
soins à examiner et à découvrir son état.
Quand elle s'en sera bien assurée, elle en
fera un fidele rapport aux parens ou aux
assistans ; et s'ils ne sont pas en état de
l'entendre, elle leur fera tous les pronostics (1) que sa conscience et ses lumieres lui fourniront, leur faisant entendre ce qu'il y a à craindre et à espérer, afin de les rassurer, si on n'a
que de bons symptômes, et de leur faire

(1) Ce terme signifie toute marque, indication,
annonce de chose qui arrivera, ou peut arriver.

prendre leurs précautions, si les symptômes sont fàcheux, et annoncent un danger de mort, et pour ménager sa propre renommée.

Elle tirera ses pronostics, 1°. des accidens plus ou moins graves qu'éprouvera la malade, ou qu'elle aura éprouvé, tels que je les ai fait connoître ci - dessus; 2°. de l'écoulement des eaux, car s'il y long - temps qu'elles se sont écoulées, les parties qui doivent donner passage à l'enfant, seront seches, la matrice resserrée sur l'enfant, l'opération qu'on fera pour l'en détacher, très-difficile, et occasionnera à la malade de très-vives douleurs; 3°. des vices du bassin, et de la mauvaise situation de l'enfant; 4°. des vices qui sont propres à ce dernier. De tous ces cas séparés ou combinés, on en tirera les plus justes et les plus précis pronostics, pour soi - même et pour les autres, pour connoître au juste l'état de la malade, et l'annoncer à ceux à qui il est à propos de l'annoncer. De la sorte on acquitte sa conscience, et on sauve son honneur, en faisant voir qu'on sait son métier, et qu'on n'a rien pronostiqué que de vrai. Si la mere ou l'enfant viennent à mourir, on est à l'abri des reproches; au lieu que faute de cette précaution, on est, la plupart du temps, assez injuste pour mettre tout sur le compte du chirurgien, ou de la sage-femme ; tant le public est sot.

Mais quand on verra qu'il n'y a aucun de ces accidens qu'on vient de nommer ; que la mere est forte ; que ses eaux ne sont point écoulées, ou qu'elles le sont depuis peu ; que le bassin n'est pas vicié ; qu'il n'y a que la situation de l'enfant qui n'est pas naturelle ; on ne portera aucun fâcheux pronostic ; la mere est en état de soutenir l'opération ; ainsi , il ne s'agira que de terminer l'accouchement.

Secondement. Si l'on voit quelque danger pour l'enfant, quelque partie qu'il présente, soit la tête , soit le bras , soit le pied , soit la poitrine, soit les fesses ; on versera de l'eau dessus, en prononçant les paroles du baptême. Que si la partie que l'enfant présente , n'est pas assez avancée pour pouvoir verser l'eau dessus, on le fera , par injection, avec une petite seringue pleine d'eau naturelle , qu'on dirigera vers la partie, en décrivant une croix, et disant : Enfant, je te baptise, etc.. Et si on doute si l'enfant est vivant , il faudra le baptiser, sous condition : Enfant, si tu es vivant , je te baptise, etc..... Mais , si , après avoir accouché la mere , l'enfant ne donnoit que de foibles signes de vie, il faudroit le rebaptiser , sous cette condition : Si tu n'es pas baptisé, je te , etc. En se conduisant de la sorte , dit M. de

Leurie, on fait son devoir, et personne
ne vous peut rien reprocher.

Troisiemement. L'accoucheuse n'introduira la main dans la matrice, que quand
son orifice sera dilaté, de la largeur d'un
écu de six liv. ; qu'il sera mollet, et que
les membranes seront percées.

Quatriemement. Avant d'introduire la
main dans la matrice, elle la graissera
d'huile, de beurre frais, ou de graisse,
ou de blanc d'œufs, et n'en graissera que
le dessus ; parce que si elle graissoit le
dedans, en saisissant les pieds de l'enfant, ils lui échapperoient.

Cinquiemement. Voulant l'introduire
dans la matrice, elle commencera de
l'introduire dans le vagin, doigt par doigt,
poussant tout doucement en ligne droite
et directe ; après l'avoir introduite, on
écartera un peu les doigts pour arriver
à l'orifice de la matrice, où, étant arrivé,
on introduira dans sa dilatation les doigts,
les uns après les autres, comme on a
fait dans le vagin, ayant soin de les allonger et de les joindre ensemble ; après les
avoir de la sorte introduits, on poussera
la main tout doucement dans la matrice,
et on cherchera les pieds de l'enfant, de
la maniere qu'on dira plus bas ; on doit
éviter avec grand soin de glisser sa main
entre les membranes et la matrice, par
où l'on occasionneroit le détachement

du

du placenta ; ce qui causeroit une perte de sang capable de faire périr la mere et son fruit.

Sixiemement. La main étant introduite dans la matrice , on ne fera aucuns mouvemens dans ce viscere, dans le temps des douleurs et des contractions ; on n'agira qu'après qu'elles seront passées ; on ne tentera pas même d'introduire la main pendant leur durée ; car ce seroit en vain.

Septiemement. Après qu'on aura fait régler à la malade ses affaires spirituelles et temporelles, au cas qu'elle en ait eu, et en cas de mauvais pronostic, qui doit se faire aux parens , et non à la malade, que l'on rassurera, au contraire, que l'on tranquillisera le plus qu'on pourra, et de la maniere qu'on le pourra, de peur que la crainte, le trouble , et l'inquiétude sur le danger où elle est , ne rendent son état désespéré, ou du moins pire qu'il n'est ; on la préviendra de ne point se gêner dans les opérations qu'on lui fera , de se plaindre , et de crier en toute liberté.

Huitiemement. Dans l'accouchement contre nature , on fait prendre à la femme une situation différente , que dans l'accouchement naturel : on doit la placer sur le bord du pied du lit, en telle sorte que les fesses débordent un peu , afin

Tome I.   I

que le coccix ne soit pas appuyé, et qu'il ait la liberté de reculer; elle aura les cuisses écartées, les jambes pliées, les pieds appuyés sur un treteau, ou sur deux chaises, qui soient à-peu-près de la hauteur du lit; on lui soutiendra la tête avec un oreiller; le lit sera à une hauteur convenable à la commodité de l'accoucheuse, pour n'être pas gênée dans ses opérations. Il doit être ferme et solide, et plutôt dur que mollet. La femme ainsi située, on la fera tenir par trois personnes fortes, dont deux tiendront, d'une main, les cuisses écartées, et de l'autre les jambes pliées : pour cet effet, elles mettront chacune une main sur un genou, et l'autre main sur le pied; la troisieme personne sera montée sur le lit, et lui tiendra les épaules, pour l'empêcher de remuer et de reculer : on aura l'attention de couvrir le ventre de la femme et une partie des cuisses, avec un drap qu'on fera chauffer, si la saison est froide.

Neuviemement. Après avoir donné à sa malade la situation que l'on vient de décrire, l'accoucheuse prendra aussi la sienne, qui sera la plus commode pour opérer et sûrement et facilement : elle se tiendra de bout, entre les cuisses de la femme; elle aura les jambes un peu écartées, un pied devant l'autre. En introduisant une main dans la matrice, elle appuyera l'autre sur quelque chose de solide (1) ; elle relevera ses manches de chemise, sans que la malade s'en apperçoive, ne faisant pas comme certaines accoucheuses et accoucheurs, qui crient tout haut : Retroussez-moi mes manches; aidez-moi à quitter mes habits : tout cet appareil a quelque chose d'effrayant qu'il faut éviter. En retroussant ses manches, on les assujétira avec des épingles. On a déjà dit, dans l'opération du toucher, qu'il falloit s'être fait les ongles, et avoir ôté toute bague et anneau et jonc; qu'il faut s'être lavé les mains, et se les être graissées : on le répete encore, parce qu'on ne peut pas trop le répéter.

Dixiemement. On employera, en opérant, toute l'adresse et la promptitude possibles : l'adresse, pour opérer sûrement et efficacement; la promptitude, pour ne pas tenir trop long-temps sa patiente en souffrance, se conformant aux regles que j'établirai plus bas. On ne se laissera pas étonner des cris que poussera la malade; on recommandera aux personnes qui la

------

(1) Dans les femmes qui ont le ventre large et les solides lâches ; il arrive quelquefois, pour ne pas dire toujours, que, lorsqu'on opere, la matrice vacille; alors on peut appuyer légèrement la main sur le bas-ventre, afin de maintenir ce viscere, et l'empêcher de vaciller : ce qui aide beaucoup à l'action d'extraire l'enfant.

tiennent, d'en faire autant, et de ne pas
làcher prise.

Onziemement. On examinera du mieux
qu'il sera possible quelle est la partie que
l'enfant présente, et dans quelle position
elle est, afin de ne pas manœuvrer inutilement, quand il s'agira d'opérer.

Douziemement, enfin ; regle générale :
il faudra toujours retourner l'enfant, quand
il ne présentera pas la tête ou les pieds,
ou lorsqu'il ne présentera pas celle - là
dans la situation naturelle que j'ai décrit plus haut.

Je vais maintenant parler de toutes les
especes d'accouchement contre nature,
comme lorsque l'enfant présente un ou
deux pieds, les fesses, le dos, le ventre,
le bras, le col, etc., et la maniere de les
terminer, d'après ce que j'ai coutume de
pratiquer, et d'après les enseignemens des
plus grands maîtres, et des meilleurs auteurs.

CHAPITRE II.

Accouchement de l'enfant, présentant les pieds.

I. Raisons d'appeller accouchement contre nature, celui où l'enfant présente les pieds.

CERTAINS auteurs qui ont traité des accouchemens, ont regardé comme naturel celui où l'enfant présente les pieds ; parce, disent-ils, que l'enfant venant peu-à-peu, ce sont ses parties les plus petites qui commencent la dilatation de l'orifice de la matrice. Mais on se souviendra de ce que jai dit au Chapitre de l'accouchement naturel, et encore en parlant des diametres du grand et du petit bassin, et de la tête de l'enfant. On doit voir, en conséquence, que s'il présente ses pieds, la face tournée du côté du sacrum ou du côté du pubis, étant au détroit supérieur, il n'y pourra passer, et qu'il faudra de toute nécessité lui tourner la face du côté de la symphyse sacro-iliaque droite ou gauche ; puis donc qu'il faut retourner l'enfant dans ces positions, et dans d'autres, on doit voir que l'accouchement, par les pieds, ne peut être appellé naturel ; l'accouchement naturel étant proprement celui qui se fait sans le secours de l'art. Sans

tout cela, il devroit être nommé contre
nature (l'enfant étant à terme), à cause
du travail qui, vers la fin, devient extrêmement difficile et pénible, tant pour la
mere, que pour l'enfant ; à moins, comme
le remarque le docte M. de Leurie, que
l'enfant ne soit très-petit, le bassin bien
conformé, et que ce ne soit pas un premier accouchement.

II. *Cas de deux jumeaux.*

Dans le cas qu'une femme seroit grosse
de deux jumeaux, l'accoucheuse fera attention à ceci ; de ne pas tirer inconsidé-
rément deux pieds qui se présenteront ;
elle examinera auparavant s'ils appartien-
nent au même enfant ; elle s'en assurera
en introduisant la main dans le vagin,
le long de la face interne (1) de l'une
des jambes, et de l'une des cuisses, jusqu'aux parties génitales ; ensuite elle la
retirera, en suivant de même l'autre cuisse
et l'autre jambe. Si ce ne sont pas les mêmes pieds, on amenera celui qui répond
à la jambe, au long de laquelle on vient
d'introduire sa main ; on l'amenera, de
la maniere que je dirai plus bas. Il est vrai
qu'on ne l'amenera pas sans quelque difficulté, à cause qu'il faudra auparavant

---

(1) On entend par face interne, le côté plat de la
jambe et de la cuisse lui appartenant, ou le côté de
la jambe et de la cuisse, qui fait face à l'autre.

repousser l'autre jambe vers le fond de la matrice. Je parlerai de ceci, en traitant de l'accouchement des jumeaux. Voyez cétte espece d'accouchement.

III. *Quatre façons différentes dont l'enfant peut présenter les pieds.*

L'enfant peut se présenter par les pieds, de quatres façons différentes ; 1º. les talons tournés vers le mont de vénus ; 2º. vers le périnée ; 3º. vers la cuisse droite de sa mere ; 4º. vers sa cuisse gauche. De ces quatres positions, la deuxieme est la plus mauvaise; parce que si les talons sont tournés vers le périnée, la face sera nécessairement tournée vers le pubis ; et si on ne prend pas de bonne heure la précaution de donner un demi-tour à l'enfant, il est à craindre que son menton ne s'arrête au pubis ; ce qui formeroit une résistance comme invincible, qui pourroit occasionner la séparation de la tête, du reste du corps.

IV. *Ce qu'il faut faire quand les talons sont tournés vers le mont de vénus.*

Dans la premiere position (les talons vers le mont de vénus) la face sera nécessairement tournée vers le sacrum de la mere, et quelquefois elle l'est, de côté, vers les fosses iliaques, droite ou gauche ; mais cela arrive rarement. Dans cette premiere position, ou les deux pieds sont sortis; ou il n'y en a qu'un de sorti. Dans ce dernier cas, on introduira la main bien graissée, dans le vagin, en suivant la face interne de la jambe et de la cuisse, jusqu'aux parties génitales, pour suivre ensuite l'autre cuisse depuis l'aine, jusqu'à la jambe, (qui est ordinairement pliée sur le ventre, en sorte que le genou porte sur la poitrine) en mettant le pouce sous le jarret, et les autres doigts sur la jambe que l'on fera fléchir sur la cuisse; et l'on fera également fléchir la cuisse sur le bas-ventre; on la tirera, et on l'amenera dans le vagin, ayant soin principalement de ne la tirer ni à droite ni à gauche. Ce faisant, on ne peut jamais luxer ou fracturer soit la jambe, soit la cuisse.

Lorsque les deux pieds seront de niveau dans le vagin, on retirera sa main; on s'enveloppera d'une très-petite bande de linge sec, le pouce, l'index, et le doigt du milieu, de cette main qu'on réintroduira dans le vagin; on saisira les pieds en interposant l'index entre les deux malléoles ou chevilles; ensuite on les tirera doucement, en faisant de légers mouvemens de droite à gauche, et de gauche à droite, jusqu'à ce qu'on les ait amenés hors du vagin; et lorsqu'ils seront hors du vagin, on les couvrira d'un linge sec, de la grandeur d'un mouchoir; on en prendra un de chaque main, et on continuera de tirer doucement, et de proche en proche, en faisant toujours de légers mouvemens de droite à gauche, et de gauche à droite.

Lorsque les genoux seront sortis, on les saisira pareillement avec les deux mains, et on continuera de les tirer avec les mêmes précautions, jusqu'à ce que les fesses et les hanches paroissent.

L'enfant tiré jusqu'aux hanches, on passera la main sous son ventre, pour tirer un peu le cordon ombilical, et lui faire former une petite anse; car il fait ordinairement un angle aigu, qui ne manqueroit pas de le faire rompre ras du ventre, sans cette précaution.

Cela fait, on appliquera une main à plat sur le ventre de l'enfant, et l'autre sur son dos; et par de légers mouvemens d'attraction vers soi, et de refoulement vers le fond de la matrice, on lui tourne les fesses du côté de la cuisse droite ou gauche de la mere; en telle sorte, qu'elles soient un peu plus en haut qu'en bas; parce qu'on jugera, par cette position du corps, que la face est tournée vers une des symphyses sacro-iliaques, et que l'enfant a la tête placée, par son plus grand diametre, dans le plus grand diametre du détroit supérieur, ou de l'entrée du

petit bassin ; ce qui fera qu'elle passera
plus facilement.

L'enfant, ainsi tourné, on l'enveloppera d'un linge sec ; et on continuera de
le tirer de proche en proche avec les deux
mains, et en faisant les mêmes mouvemens, jusqu'à ce que les épaules se décou-
vrent, soutenant toujours l'enfant, de peur
qu'une subite et forte contraction de la
matrice l'expulse tout d'un coup et le fasse
tomber à terre ; ce qui arrive quelquefois, sur-tout lorsque l'enfant est mince,
que le bassin est large, et que les contractions sont fortes.

L'enfant tiré jusqu'aux épaules, il faudra dégager les bras. Tous nos praticiens
ne sont pas d'accord sur cet article. Il y
en a qui ne veulent pas qu'on les dégage,
et qu'on doit les laisser venir le long de la
tête, pour éviter, disent-ils, le décollement
qui pourroit arriver par le resserrement
subit du col de la matrice, pour cette même
raison dont ils sont fortement frappés ;
d'autres conseillent de ne dégager qu'un
bras. Mais pour les guérir de leur peur, il faut
leur dire ; que quand le décollement arrive,
ce n'est jamais par le resserrement subit
du col de la matrice, mais par quelqu'autre
cause ; ce sera, par exemple, que le bassin
sera vicié, que la tête de l'enfant sera
dans une mauvaise position, qu'elle sera
trop volumineuse, trop solide et incapable

de compression ; ou que l'enfant étant mort, le col étoit déjà putréfié.

« Il y a cependant des cas, dit M. de Leurie, où l'on peut se dispenser d'abaisser les bras d'un enfant qu'on veut tirer ; c'est quand l'enfant est d'un très-petit volume, qu'il n'est pas à terme, ou qu'il est putréfié ; dans tous ces cas, les bras allongés le long du col et de la tête, sont utiles, en ce qu'ils forment, avec le reste du corps, une espece de continu, et donnent, par leur pression aux deux côtés de la tête, plus de force aux ligamens et aux vertebres du col. » Il n'y a donc que dans ces cas-là, où il faille laisser les bras allongés le long du col ; dans tous les autres, il faut les abaisser.

Pour cet effet, on tiendra, d'une main, l'enfant sur un linge sec, en le soulevant un peu vers le pubis. S'il a la face tournée du côté droit de sa mere, ce sera de la main gauche qu'il faudra le soulever et le soutenir ; ensuite il faudra dégager, en premier, le bras qui est du côté du sacrum : on le dégagera, en introduisant dans le vagin le pouce, l'index et le doigt du milieu, en suivant le bras jusqu'au pli du coude. Parvenu là, on le saisira, et on l'amenera doucement hors du vagin, ayant soin de le fléchir et de le porter vers la poitrine, qui est le côté par où il se fléchit naturellement ; car

si on le portoit du côté du dos, il pourroit se luxer ou se fracturer ; parce qu'il
ne fléchit pas de ce côté-là.

Le bras , du côté du sacrum , étant
dégagé , on se mettra à dégager celui qui
est du côté du pubis. Pour cet effet, on
prendra l'enfant de la main droite ; on
le baissera en le tenant toujours ferme ; et
avec les deux doigts de la main gauche,
l'index , et celui du milieu , on dégagera
le second bras , comme on a fait du premier , en prenant les mêmes mesures et
les mêmes précautions.

Il arrive quelquefois , comme le remarque le docte M. de Leurie, que le bras
qui est du côté du pubis , au lieu d'être
situé à côté de la tête de l'enfant, est plié
sur son col , et pris entre sa tête et le
pubis de sa mere : cela se conjecture par
la résistance qu'on sent en tirant pour
faire descendre l'enfant. Dans ce cas , il
est très-difficile de le dégager de cette
situation ; souvent on le fracture, en s'y
prenant de force , et en voulant trop se
presser ; mais avec un peu de patience
et d'adresse , on vient à bout de le dégager sans inconvénient. Il s'agira de re-
fouler un peu l'enfant vers le fond de la
matrice , et d'introduire ensuite l'index
dans le vagin , du côté de la symphyse
du pubis , et le porter sur le bras , que
l'on repoussera , en le faisant passer par

dessus sa tête, le plaçant à son côté. Cela fait, on tirera l'enfant, de la maniere qui a été expliquée ci-dessus.

Il arrive aussi quelquefois que le bras situé du côté du sacrum, se trouve plié sous la poitrine. Dans ce cas, on souleve un peu l'enfant avec la main qui le soutient, et on glisse l'autre le long de son ventre et de sa poitrine, jusqu'à ce qu'on ait atteint le bras que l'on saisit avec le pouce et l'index et le doigt du milieu, et on l'amene du côté qui lui répond. Dans cette espece d'opération, on fatigue toujours beaucoup la poitrine et le bas-ventre de l'enfant, par la compression que lui fait éprouver la main; sur-tout lorsqu'il est un peu volumineux, ou le petit bassin étroit. On remédiera à cette fatigue, par les moyens que nous indiquons un peu plus bas, lorsqu'il est violet.

Je viens de dire de quelle main on devoit dégager les bras de l'enfant, lorsqu'il a la face tournée du côté droit. Quand il l'a tournée du côté gauche, il faudra le soutenir de la main droite, tandis qu'on dégagera le bras situé vers le sacrum; et de la gauche, quand on dégagera celui qui est vers le pubis.

Quand on a tiré le corps de l'enfant et dégagé les bras, reste la tête, qui ne sera pas difficile à avoir, quand on aura opéré de la maniere qu'on a dit ; parce qu'elle doit avoir passé le détroit supérieur du petit bassin , et être dans sa cavité. Pour l'avoir , on soutiendra le corps de l'enfant de la main qui le soutenoit , lorsqu'on dégageoit le bras qui étoit situé vers le pubis , et on introduira l'index et le doigt du milieu de la main , qui a dégagé le dernier , dans le vagin , en les appliquant un de chaque côté du nez , et jamais dans la bouche , comme le veulent certains praticiens ; on glissera ensuite les trois doigts du milieu de l'autre main , entre le derriere de la tête , et l'arcade du pubis , mettant le pouce et le petit doigt sous les aisselles. Les doigts de chaque main étant ainsi situés , on soutient l'enfant entre ses deux bras rapprochés : en poussant et tirant doucement , on lui tourne la face dans la courbure du sacrum , et le derriere de la tête vers la symphyse du pubis. La face de l'enfant ainsi tournée, la tenant toujours de la même maniere, on lui éleve un peu le corps , en lui faisant en même temps rouler la tête dans la courbure du sacrum , en tirant avec les doigts appliqués aux deux côtés du nez , et en poussant avec les trois doigts appuyés sur le derriere de la tête.

En opérant de cette maniere , on tire facilement la tête, à cause que la face décrivant une ligne un peu courbe, à raison du nez, roule aisément dans la courbure du sacrum, et fait que la tête n'a pas de peine à venir; on évite en même temps la déchirure de la fourchette et du périnée, et le décollement de l'enfant qui ne manqueroient pas d'arriver, si on tiroit autrement.

V. *Ce qu'il faut faire après que l'enfant est tiré.*

L'enfant tiré de la matrice, on le placera entre les cuisses de sa mere, le faisant soutenir par une personne adroite; tandis qu'on coupera le cordon ombilical, et qu'on en fera la ligature de la maniere que nous avons dit ailleurs; et on procede à la délivrance de la mere.

Si l'enfant étoit d'un violet noir, et qu'il parût comme mort, il ne faudroit pas faire de ligature de son côté, afin de laisser écouler deux ou trois petites cuillerées de sang, qu'il doit rendre par le cordon. On lui soufflera aussi un peu dans la bouche; on lui chatouillera un peu les narines, en y passant légérement la barbe d'une plume, et on le frottera d'eau mêlée avec l'eau-de-vie, jusqu'à ce que par ses cris il ait donné des signes de respiration. Après quoi on lui liera le cordon. Voyez sur cela le second Chapitre de la cinquieme Partie.

On examinera encore si l'enfant n'a
point de membre luxé ou fracturé ; ce qui
arrive , lorsqu'on a mal opéré ; s'il n'a
point les levres collées ; si , à l'égard
d'une fille , les grandes levres ne sont pas
également collées ; si l'anus n'est pas fer-
mé par quelque membrane , etc. etc. etc.
Dans tous ces cas , il faudroit appeller
un chirurgien.

VI. *Deuxieme position (les talons tournés vers le périnée). Maniere d'opérer.*

Venons maintenant à la deuxieme position des pieds (les talons tournés vers
le périnée). Il ne faudra que tourner l'enfant , pour lui mettre la face vers l'une
des symphyses sacro-iliaques , afin que
la tête puisse passer dans son plus grand
diametre , par le plus grand diametre du
détroit supérieur , ou de l'entrée du petit
bassin , et empêcher que le menton ne
s'accroche au bord interne de la symphyse
du pubis. Après cela , la maniere d'opérer
est la même que dans la premiere position.

Deux choses sont ici à observer : car,
ou le menton de l'enfant est accroché à
la symphyse du pubis, ou il ne l'est
pas.

Si on est mandé de bonne heure , on
empêchera cet accident ; parce que si on
sait son métier , on ne donnera pas le

temps aux contractions de la matrice de pousser la tête, au point de s'accrocher à la symphyse du pubis. Dans ce second cas, qu'on ne trouvera pas le menton accroché à la symphyse du pubis; que fera-t-on? Avant de se mettre en devoir de tourner l'enfant, on examinera vers quel côté l'enfant a plus de propension (parce qu'il arrive quelquefois que la face de l'enfant ne regarde pas directement le pubis); s'il a la face directement tournée vers le pubis, il n'importera de quel côté on le tournera; mais s'il a la face plus tournée du côté droit que du côté gauche, ce sera du côté droit qu'on le tournera.

Pour cet effet, on introduira une main dans le vagin, qu'on appliquera à plat, allongeant les doigts sur le dos de l'enfant, et le plus en avant qu'on pourra. On appliquera de même l'autre main sur son ventre. Les deux mains ainsi placées, le corps de l'enfant se trouvera entre les deux mains, et entre les deux bras qui le soutiendront; après quoi, on le tournera doucement vers la symphyse sacro-iliaque droite, tantôt en refoulant vers la matrice, et tantôt en tirant vers soi. En opérant de la sorte, on place la tête à son gré ; on ne craint pas de la luxer. La tête ainsi tournée, on tirera le corps ; on dégagera les bras ; enfin, on fera l'extraction de l'enfant, de la maniere que j'ai dit dans la premiere position. Il est inutile de dire que, si la face de l'enfant a plus de propension vers le côté gauche, ce sera de ce côté-là qu'il la faudra tourner; cela doit s'entendre par ce qui a été dit de sa propension vers le côté droit.

Dans le premier cas où l'enfant a le menton arrêté ou accroché au bord interne de la symphyse du pubis, l'opération sera un peu difficile et douloureuse pour l'enfant et pour la mere; mais en s'y prenant bien, on réussira. Il s'agira de soutenir les fesses de l'enfant d'une main, en les soulevant tant soit peu, et introduire l'autre en supination, c'est-à-dire, le dos ou revers de la main en bas, et la paume ou dedans de la main, en haut; de l'introduire dans le vagin, entre la fourchette et le dos de l'enfant, jusqu'à ce que les doigts parviennent au derriere de la tête, qu'on tâchera de pousser, tant qu'on pourra, vers le fond de la matrice. Ayant repoussé la tête, le menton se trouvant par-là dégagé, on retire sa main, ayant néanmoins soin de repousser en même temps le corps de l'enfant vers le fond de la matrice. La main retirée, on tourne le corps de l'enfant, de maniere qu'il ait la face vers le derriere de l'une des cavités cotiloïdes; on le tirera dans cette position, jusqu'à ce que la tête ait franchi le détroit supérieur ; parce que le plus grand diametre de celle-ci se trouve dans celui-là : la tête arrivée dans la cavité du petit bassin , on opérera de la maniere que nous avons dit plusieurs fois , en tournant la face du côté du sacrum ; ce qu'on ne peut trop répéter.

Cette façon d'opérer , pour décrocher le menton de l'enfant , est fort simple , comme on voit , réussit très-bien , est plus facile, et moins compliquée , que celle qu'enseignent certains maîtres.

Si après tout, cependant , on ne pouvoit décrocher le menton de l'enfant , qu'on ne pût introduire la main , tant à cause de quelque vice qui se trouveroit à l'entrée , ou à la cavité du petit bassin , ou à cause du trop gros volume de l'enfant ; il faudroit, dans ce cas, appeller un chirurgien ; comme il faudroit encore le faire , si , après avoir introduit la main , on ne pouvoit réussir à repousser le derriere de la tête.

V I I. *Troisieme position. Les talons tournés vers la cuisse droite de la mere. Maniere d'opérer.*

Dans la troisieme position (les talons tournés vers la cuisse droite de la mere) la face peut être tournée en deux sens , ou du côté de la fosse iliaque , ou du côté de la symphyse sacro-iliaque gauche. Si c'est dans le dernier sens (1), il n'y aura rien à faire ; parce qu'elle sera tournée du bon côté : mais si elle est tournée vers la fosse iliaque, il faudra, de nécessité, la retourner vers la symphyse sacro-iliaque gauche, en retournant le corps de l'enfant, et s'y prenant de la maniere que j'ai dit pour les deux autres positions, et terminer l'accouchement, comme je l'ai prescrit.

VIII. *Quatrieme position. Les talons tournés vers la cuisse gauche. Maniere d'opérer.*

Dans la quatrieme et derniere position (les talons tournés vers la cuisse gauche de la mere) la face peut aussi être positivement tournée vers la fosse iliaque, ou vers la symphyse sacro-iliaque droite. Dans le dernier cas, il sera inutile, comme on l'a déjà dit, de tourner l'enfant ; mais dans le premier, on le tournera du côté de la symphyse sacro-iliaque droite.

Ces deux dernieres positions sont plus favorables que les deux autres ; parce

(1) On connoît que la face est vis-à-vis une fosse sacro-iliaque, lorsque les talons sont un peu plus tournés en haut vers le pubis, que vis-à-vis la cuisse de la mere.

qu'elles donnent moins de peine, exigent moins de soin, et que l'opération est moins longue et moins douloureuse pour la malade.

Les accoucheuses tàcheront de ne pas oublier ce qu'on vient de leur prescrire touchant la maniere d'opérer, lorsque l'enfant se présente par les pieds ; parce que dans tous les autres accouchemens contre nature, dont je parlerai, on va toujours chercher les pieds pour terminer cet accouchement, et les pieds une fois amenés dans le vagin, c'est la même maniere d'opérer que dans l'accouchement de l'enfant présentant les pieds, que nous venons de traiter.

On aura la bonté de se souvenir, qu'en traitant du fœtus, nous lui avons fait présenter quatre faces ou aspects ; une en devant ; une en derriere ; une droite ; une autre gauche. En conséquence, je partagerai en quatre Chapitres ce qui me reste à dire des autres accouchemens contre nature, selon ces quatre faces sous lesquelles l'enfant se peut présenter. J'espere que la méthode que j'employerai, malgré sa précision, sera si claire, qu'elle mettra les personnes pour qui j'écris, à portée d'entendre la maniere d'opérer dans chaque espece d'accouchement, et de le terminer.

CHAPITRE III.

Accouchement de l'enfant, la face en devant.

Nous avons vu, en divisant le fœtus en quatre faces, qu'il présente, dans la face de devant, 1°. le visage ; 2°. le devant du col, ou la gorge ; 3°. la poitrine ; 4°. le bas-ventre ; 5°. les genoux : chacune de ces parties peut se présenter dans quatre positions différentes, comme les pieds. Commençons par les genoux.

I. *Accouchement de l'enfant présentant les genoux, et des signes qui les font connoître.*

Les signes qui font connoître que l'enfant présente les genoux, sont deux petites tumeurs rondes, l'une à côté de l'autre ; et plus on avance les doigts, en les touchant, plus on sent qu'elles vont en s'élargissant ; on sent aussi le pli du genou, qu'on nomme jarret.

Quatre positions différentes, dans lesquelles l'enfant peut se présenter par les genoux.

Les genoux peuvent se présenter à l'orifice de la matrice dans quatre positions diffé-

rentes ; 1°. le ventre appuyé sur le sacrum ;
2°. le ventre tourné vers le pubis, et les fesses vers le sacrum ; 3°. le ventre tourné vers
la fosse iliaque droite, les fesses vers la
fosse iliaque gauche ; 4°. le ventre vers
la fosse iliaque gauche, et les fesses vers
la droite.

Cas où les genoux seroient engagés dans le petit bassin.

Dans ces quatre positions, les genoux
peuvent être engagés dans le petit bassin,
ou ne l'être pas : lorsqu'ils le sont, il faut
les laisser sortir, jusqu'à ce que les cuisses soient hors du vagin ; et alors les
jambes se dégagent d'elles-mêmes ; et on
tire l'enfant de la maniere que j'ai dit à
l'accouchement par les pieds.

Mais si on étoit appellé tard (comme
cela n'est que trop ordinaire) ; qu'il y
eût long-temps que les eaux fussent écoulées ; que les parties de la génération fussent seches, la femme foible ; que la matrice ne se contractât point pour expulser
l'enfant ; alors les genoux resteroient engagés. Dans ce cas, on introduiroit une
main dans le vagin ; on saisiroit les genoux avec cette main, en passant quelques doigts en forme de crochets, sous le
jarret, et on les tireroit hors du vagin,
en faisant de petits mouvemens à droite
et à gauche, et de bas en haut ; lorsqu'ils

seront tirés , que les jambes seront dé-
ployées , on finira l'accouchement, ainsi
qu'il se fait par les pieds.

Cas où les genoux ne seroient pas engagés dans le petit bassin.

Lorsque les genoux ne sont pas engagés , il faut introduire une main dans la
matrice ; examiner de quel côté sont les
jambes , afin d'en saisir une , en faisant
fléchir la cuisse sur le ventre ; l'attirer
ensuite , et l'amener dans le vagin. L'extraction de la jambe faite, on suit sa partie
latérale interne , ainsi que celle de la
cuisse , jusqu'aux parties naturelles ; et
on saisit, en procédant de même, l'autre
extrémité ; et on en fait l'extraction.

La maniere d'opérer est la même aux
quatre positions , excepté que dans la
troisieme il faut introduire la main gauche , et saisir le pied qui porte sur le sacrum ; et que dans la quatrieme il faudra
introduire la main droite , et saisir encore
le pied qui est vers le sacrum. Les deux
pieds amenés dans le vagin , c'est la même
maniere d'opérer , pour tirer l'enfant,
que dans l'accouchement par les pieds.

Cas où l'enfant ne présente qu'un genou.

Dans la troisieme et quatrieme position,
l'enfant peut ne présenter qu'un genou :
alors ,

alors, c'est toujours celui qui est situé vers le sacrum qu'il présente ; et l'autre est appuyé sur le pubis, ou situé un peu à droite ou à gauche. Dans ce cas, il s'agit d'abord de dégager et d'extraire la jambe qui appartient au genou qui paroît ; d'aller ensuite chercher l'autre jambe, la saisir, la faire fléchir sur la cuisse, et la cuisse sur le ventre, et en faire l'extraction, comme on a dit.

Quand on a été mandé tard ; qu'il y a long-temps que les eaux sont écoulées ; que les parties sont seches ; que l'orifice de la matrice presse sur les genoux ; il faut faire des injections dans le vagin et l'orifice de la matrice, ou graisser les parties, etc. ; on saignera la femme, si elle a des forces, et qu'elle n'ait aucun accident qui empêche qu'on la saigne ; on appliquera sur son ventre des lambeaux de flanelle trempés dans le lait tiede, ou dans quelque décoction de plantes émollientes, telles que la mauve, la pariétaire ; on la baignera dans l'eau tiede, etc. ; on lui donnera aussi un ou deux lavemens faits avec les plantes que nous venons de nommer. Après avoir fait tous ces remedes, on essayera de temps en temps d'introduire la main dans la matrice.

II. *Accouchement de l'enfant, présen-*
tant les parties génitales.

Rarement l'enfant présente les parties
génitales : ce sera plutôt le ventre qu'il
présentera. Cela arrive néanmoins quelquefois. Les signes qui le font connoître,
à l'égard des filles, sont les grandes
levres qu'il faut prendre garde de confon-
dre avec la bouche. Pour s'en assurer,
on introduit le bout du doigt ; et si c'est
la bouche, on ne manque pas de sentir la
langue ; à l'égard d'un mâle, on sent la
verge et les bourses.

Quatre positions différentes , dans les-
quelles l'enfant peut se présenter par
les parties génitales.

L'enfant peut se présenter par les parties
génitales dans quatre positions différentes ; 1°. la poitrine tournée vers le sacrum,
et les deux dernieres vertebres lombaires,
et les cuisses appuyées sur le pubis; 2°. la
poitrine tournée vers la symphyse du pubis, et les cuisses vers le sacrum ; 3°. la
poitrine dans la fosse iliaque gauche, et
les cuisses dans la droite ; 4°. la poitrine
dans la fosse iliaque droite, et les cuisses
dans la gauche. De ces quatre positions,
les deux premieres sont rares ; les deux
autres sont ordinaires.

La maniere d'opérer, pour terminer

cette sorte d'accouchement, est en tout la même que celle que je vais expliquer dans les quatre positions du bas-ventre.

III. *Accouchement de l'enfant, présentant le bas-ventre. Signes de cette position.*

Lorsque les eaux sont écoulées, et que l'orifice de la matrice est bien dilaté, on reconnoît la position du ventre, à sa mollesse, au rebord cartilagineux des côtes ; mais le signe le plus certain, et le moins équivoque, est la sortie du cordon ombilical ; ou s'il n'est pas sorti, on le sent toujours couché sur le ventre.

Dans cette espece d'accouchement, les membranes, si elles ne sont pas percées, forment une poche un peu allongée, lorsque le cordon ombilical est prêt à sortir.

Quatre positions différentes de l'enfant se présentant par le ventre.

L'enfant peut se présenter par le ventre, dans quatre positions différentes ; 1°. la partie supérieure de la poitrine, et le col tournés vers le sacrum, et vers les deux dernieres vertebres lombaires, et les parties génitales vers le pubis ; 2°. la partie supérieure de la poitrine et le col tournés vers le pubis, et les parties génitales vers le sacrum ; 3°. la partie su-

périeure de la poitrine et le col tournés
vers la fosse iliaque droite , et les parties
génitales vers la fosse iliaque gauche ;
4°. la partie supérieure de la poitrine
et le col tournés vers la fosse iliaque
gauche , et les parties génitales vers la
fosse iliaque droite.

Dans ces quatre positions, les cuisses
et les jambes sont toujours pliées sur le
dos ; les deux premieres positions sont
très-rares ; les deux dernieres fort com-
munes.

Danger pour l'enfant dans ces quatre
positions. Moyens de prévenir sa
mort.

Si l'enfant reste long-temps dans une
de ces positions, il périra , à cause que
l'épine se trouvant pliée, la moëlle souffre , se trouvant comprimée. On s'apperçoit que l'enfant n'est pas mort , par les
battemens du cordon. Si on ne les sent
pas , c'est signe que l'enfant n'est plus
en vie ; et , dans ce cas , il est de l'honneur de l'accoucheuse d'avertir qu'elle ne
compte pas d'amener l'enfant vivant , afin
qu'on ne lui en impute pas la cause.

Il arrive quelquefois , dans cette espece
d'accouchement, que l'écoulement des eaux
se fait de bonne heure , et que l'orifice
de la matrice ne se dilate point ; ce qui
fait alors qu'on éprouve beaucoup de dif-

ficulté pour introduire la main. Dans ce cas, il faut employer les remedes que j'ai détaillés ci-dessus , lorsque l'orifice de la matrice presse les genoux.

Pour prévenir la mort de l'enfant, il faut, le plus promptemeut qu'on pourra, terminer l'accouchement. Ainsi,

Dans la premiere position (du ventre ou des parties génitales) on introduira la main droite ou gauche en supination , entre le sacrum et la poitrine de l'enfant , que l'on repoussera vers le fond de la matrice ; après quoi on passera la main renversée sur le poignet, entre la symphyse du pubis et les cuisses de l'enfant, qui répondent à cette partie ; et on ira ensuite sur le dos chercher les pieds ; les trouvant, on les saisit, et on les ameue dans le vagin , en faisant fléchir les jambes sur les cuisses , et les cuisses sur le ventre. Il arrive quelquefois qu'on trouve plus de commodité à n'amener qu'un seul pied : alors il faut toujours prendre le premier , celui qui est le plus tourné vers le sacrum, en faisant fléchir la jambe sur la cuisse, et la cuisse sur le ventre ; et après avoir amené celui-là, on va prendre l'autre , en y procédant de même qu'au premier , c'est-à-dire, en suivant la partie latérale interne , etc.... Ayant amené les deux pieds dans le vagin , on termine l'accouchement, comme celui qui se fait par les pieds.

K 3

Dans la deuxieme position, on introduit l'une ou l'autre main dans la matrice, la mettant encore en supination; on la porte sous les cuisses de l'enfant, ensuite sous ses genoux, qu'on saisit et qu'on tire, en faisant fléchir en même temps les cuisses sur le ventre, et les jambes sur les cuisses. Lorsque les genoux sont amenés à l'orifice de la matrice, on finit l'accouchement, comme à la position des genoux, qui, pour lors, sont dans la seconde position. Pendant que la main introduite opérera, on appuyera l'autre sur le bas-ventre de la femme, afin de réduire l'obliquité en arriere de la matrice, qui, dans cette position, est considérable. Voyez le Chapitre III de la cinquieme Partie.

Deux moyens d'opérer dans la troisieme position.

Dans la troisieme position, on peut faire usage de deux méthodes pour extraire l'enfant : la premiere est d'introduire la main droite dans la matrice, entre la fosse iliaque gauche et les cuisses et les genoux qu'on saisit, et qu'on tire, en faisant fléchir les cuisses sur le ventre, et les jambes sur les cuisses. Les genoux étant tirés, ils se trouveront dans la troisieme position.

La deuxieme méthode est d'introduire

la main gauche entre la fosse iliaque droite, et la poitrine qui se trouve de ce côté-là, que l'on repoussera, avec la paume de la main, vers le fond de la matrice, ainsi que le ventre. En faisant ainsi, on parvient peu-à-peu à mettre l'enfant à la troisieme position des genoux ; on fait ensuite l'accouchement, de la façon que j'ai dit. Je préfere cette deuxieme méthode à la premiere. En suivant la premiere méthode, on éprouve beaucoup de difficulté à saisir et à amener les genoux ; au lieu qu'en opérant, par la seconde méthode, ils viennent d'eux-mêmes, en repoussant la poitrine et le bas-ventre vers le fond de la matrice.

Quatrieme et derniere position.

Dans la quatrieme position, on introduira la main droite entre la fosse iliaque gauche et la poitrine, que l'on repoussera, ainsi que le bas-ventre, vers le fond de la matrice ; on amenera l'enfant à la quatrieme position des genoux. Le reste de l'opération, comme à l'une des positions des genoux et des pieds.

IV. *Accouchement de l'enfant, présentant la poitrine. Signes de cette position.*

Les signes qui font connoître que l'enfant présente la poitrine, sont, 1°. une

tumeur plus ou moins large ; 2°. les côtes et l'intervalle qu'on sent entre elles :
si c'est positivement le devant de la poitrine qui se présente au milieu de la dilatation de l'orifice, on sent, avec le bout
du doigt , un endroit uni , et d'autres ou
enfoncés , ou élevés ; mais il faut, pour
cela , que l'orifice soit au moins au troisieme degré de dilatation ; que les membranes soient percées ; que l'enfant ne
soit pas trop gras ; qu'il n'y ait pas long-
temps que les eaux soient écoulées : car ,
s'il y a long-temps , l'orifice de la matrice
serrera la poitrine, ou , pour mieux dire ,
sera appliqué sur la poitrine , et fera gonfler la partie qui se présentera ; et on ne
pourra discerner les côtes ; encore , en
les sentant , sera-t-on en doute si ce sont
les côtes , ou le devant de la poitrine.
Quoi qu'on en puisse dire , les plus habiles s'y trompent. On ne peut s'assurer si
c'est le devant, ou un des côtés de la
poitrine qui se présente , qu'en introduisant la main dans la matrice.

Quatre façons différentes dont la poitrine peut se présenter.

La poitrine , comme toutes les autres
parties, peut se présenter de quatre façons;
1°. la face et la gorge tournées vers les
dernieres vertebres lombaires , et le ventre appuyé sur le pubis ; 2°. le col ap-

puyé sur le pubis, et le ventre sur les vertebres lombaires ; 3°. le col et la face tournés vers la fosse iliaque droite, et le ventre vers la fosse iliaque gauche ; 4°. le col et la face tournés vers la fosse iliaque gauche, et le ventre vers la fosse iliaque droite : ces deux dernieres positions sont plus ordinaires.

Danger pour l'enfant dans quelqu'une des quatre positions où il se trouve.

Dans quelqu'une des quatre positions que l'enfant se trouve, s'il y reste long-temps, il court risque de la vie, à cause que l'épine [1] est un peu pliée, ce qui fait souffrir la moëlle des os qui composent cette épine : par conséquent, pour sauver la vie à l'enfant, il faudra promptement le tirer de cette fâcheuse situation ; ce qui sera plus ou moins difficile, selon que les parties de la génération seront plus ou moins seches.

Maniere d'opérer dans la premiere position.

Dans la premiere position, il faut in-

______

(1) L'épine dont je veux parler, est celle qui est formée par les vertebres cervicales, dorsales, et lombaires, qui forment le derriere du col, de la poitrine et du bas-ventre, et qu'on nomme vulgairement l'épine du dos.

troduire la main droite ou gauche en supination, entre le sacrum, la poitrine et
le col, qu'on repoussera vers le fond de
la matrice, en mettant sa main, de maniere que le pouce et le petit doigt soient
sous les aisselles, et les autres doigts
allongés sur le col et sur la face. En
repoussant ainsi l'enfant, on tâchera, en
même temps, de le mettre un peu sur le
côté : lorsqu'il sera amené à la position
du ventre, on finira l'accouchement, de
la maniere que nous l'avons marqué à
l'accouchement de l'enfant présentant le
ventre.

Maniere d'opérer dans la seconde position.

Dans la deuxieme position de la poitrine, on introduira la main, l'une ou l'autre, renversée sur le poignet, entre la
symphyse du pubis, et le col qui est appuyé sur cette partie ; et dès l'entrée de
la matrice, on placera sa main, de maniere
que le pouce et le petit doigt soient encore placés sous les aisselles, pour repousser le col et la tête de l'enfant vers
le fond de la matrice, en le mettant un
peu sur un des côtés, de maniere, cependant, que la face soit tournée plus bas
qu'en haut. Si on se servoit de la main
droite, ce seroit sur le côté gauche qu'il

faudroit incliner l'enfant, attendu qu'on auroit plus de facilité à le repousser ; et si on employoit la gauche, ce seroit sur le côté qu'il faudroit un peu le retourner.

Maniere d'opérer dans la troisieme position de l'enfant présentant la poitrine.

Dans la troisieme position de l'enfant présentant la poitrine, l'accoucheuse se placera un peu vers le côté gauche de la malade ; elle introduira la main gauche entre la fosse iliaque droite, et le col et la face, la plaçant de la maniere que je viens de dire dans la seconde position ; elle repoussera l'enfant vers le fond de la matrice, et l'amenera à la troisieme position du ventre, et finira l'accouchement, comme il est dit dans cette position.

Maniere d'opérer dans la quatrieme position.

Dans la quatrieme, l'accoucheuse se placera vers le côté droit de la malade, introduira la main droite entre la fosse iliaque gauche et le col de l'enfant, et l'amenera à la quatrieme position du ventre, et finira l'accouchement, comme il a été dit, quand on a parlé de cette quatrieme position.

K 6

V. *Accouchement de l'enfant présentant la gorge ou le devant du col. Des signes de cette position.*

La position du devant, du derriere, du côté droit ou gauche du col est extrêmement rare ; mais celle de la poitrine, de la face, du dos, des épaules, l'est beaucoup moins : cependant, la position du col, en quelqu'une de ces manieres, peut arriver. Mais que ce soit le devant, ou le derriere, ou quelqu'un des côtés qui se présentent, l'enfant sera toujours en grand danger, à cause du pliement du col, qui met en souffrance la moëlle épiniaire, et intercepte le cours du sang, et des esprits animaux (1).

Si après avoir resté long-temps dans cette position, on tire l'enfant, et qu'il ne soit pas mort, il paroîtra toujours bien l'être; il aura la face noire, bouffie; il sera sans mouvement.

Dans un cas aussi fâcheux, il faut donner de prompts secours, qui seront; 1°. de laisser écouler deux ou trois

____

(1) Les esprits animaux sont formés par le cerveau, et ensuite transmis dans les nerfs et la moëlle épiniaire, pour être distribués dans toute nos parties ; ils sont les agens de toutes nos fonctions, nos actions, enfin, de nos facultés intellectuelles.

cuillerées de sang , avant de lier le cordon ; 2°. de souffler dans sa bouche , en prenant la précaution de lui serrer les narines ; 3°. d'irriter ses narines et son gosier avec les barbes d'une plume ; 4°. de mettre sur sa face une quantité égale d'eau et de vin tiedes , pour faire passer la bouffissure. Je ne puis trop faire sentir la nécessité de tirer promptement l'enfant , lorsqu'il présente le col , et de ne jamais abandonner sa sortie aux forces de la nature.

Les signes qui font connoître que la gorge ou le devant du col se présentent , ne peuvent se faire appercevoir , que quand les membranes sont déchirées , les eaux écoulées , et l'orifice de la matrice dilaté au troisieme degré : alors , en allongeant deux doigts , on sent une tumeur un peu allongée , bornée , d'un côté , par le menton , et de l'autre , par la partie supérieure de la poitrine et des épaules.

Quatre positions dans lesquelles la gorge peut se présenter.

La gorge peut se présenter dans quatre positions ; 1°. la face vers le sacrum et les dernieres vertebres lombaires , et la poitrine vers le pubis ; 2°. la face vers la symphyse du pubis, et la poitrine vers le sacrum ; et les dernieres vertebres lombaires ; 3°. la face vers la fosse iliaque droite, et la poitrine vers ls fosse iliaque gauche ; 4°. ia face vers la fosse iliaque gauche, et la poitrine vers la droite. La manière d'opérer, pour les quatre positions, est la même que celle que nous allons prescrire pour les quatre positions de la face ou du visage.

VI. *Accouchement de l'enfant présentant le visage.*

Le visage est la partie la plus facile à reconnoître, même à travers les membranes, pendant l'intervalle des douleurs. Qui ne sait pas qu'on le connoît à la bouche, au nez, aux yeux, etc. ? L'accouchement de l'enfant présentant le visage, est assez ordinaire ; il vient ou d'obliquité de matrice, ou d'une prompte contraction de ce viscere.

Quatre positions de l'enfant présentant le visage.

Le visage, comme les autres parties, peut se présenter de quatre façons différentes ; 1°. le sommet vers le sacrum, et le col vers le pubis ; 2°. le front et le sommet vers le pubis, et le col vers le sacrum ; 3°. le sommet vers la fosse iliaque droite, et la poitrine vers la fosse iliaque gauche ; 4°. le sommet vers la gauche, et la poitrine vers la droite.

*Deux manieres d'opérer dans cet accou-
chement.*

Dans l'accouchement de l'enfant présentant le visage, il y a deux manieres
d'opérer pour le tirer de la matrice. La
premiere, de mettre la tête de l'enfant
de façon qu'elle soit placée comme dans
l'accouchement naturel, et d'abandonner
ensuite la sortie de l'enfant aux forces
de la nature ; la deuxieme, d'amener
l'enfant à la position de la poitrine ou
du ventre, et d'aller ensuite chercher
les pieds.

La premiere façon d'opérer ne peut
avoir lieu que dans les trois dernieres
positions ; et il faut encore qu'il n'y ait ,
du côté de la mere, ni affoiblissement,
ni syncope, ni convulsion, ni pérte de
sang violente, ni double fœtus qui se
présente à la fois ; et de la part de l'enfant, que la tête ne soit pas trop grosse
ou le détroit supérieur vicié , par diminution de diametre naturel, lorsque la
tête n'est encore qu'au détroit supérieur ;
enfin, qu'il n'y ait aucune sorte d'accidens , et que les contractions soient
bonnes ; que la femme ait des forces ;
qu'elle soit jeune , etc. etc. etc.

Ces conditions présupposées , si l'enfant se trouve dans la deuxieme position , c'est-à-dire, le front et le sommet

vers le pubis, et le col vers le sacrum;
on glissera une main en supination entre
le sacrum, et la poitrine de l'enfant, de
manicre qu'on appuie le pouce et le petit
doigt sur les épaules, et les autres doigts
sur la poitrine. Les doigts, ainsi placés,
on repoussera l'enfant vers le fond de la
matric, jusqu'à ce qu'il présente le
sommet de la tête; en le repoussant, il
faudra, en même temps, le tourner un peu
de côté, afin de mettre la face vers l'une
des symphyses sacro-iliaques; et puis,
sans retirer sa main, on la passera entre le sacrum et l'oreille droite ou gauche; on ira saisir le derriere de la tête,
qui doit être derriere la cavité cotyloïde droite ou gauche; on le tirera tant
soit peu, afin de lui faire présenter un peu
plus que le sommet, comme dans l'accouchement naturel. (Voyez cet accouchement.)

Lorsqu'on aura ainsi placé la tête de
l'enfant dans cette situation, qui est
naturelle, on abandonnera sa sortie à la
nature; cependant, avant de retirer tout-
à-fait sa main, on examinera encore si
la tête est restée en position naturelle,
afin de l'y remettre, si elle n'y est pas.

*Maniere d'opérer dans la troisieme
position.*

Dans la troisieme position, (le som-

met de la tête tourné vers la fosse iliaque
droite) on se placera de ce côté-là, et
on introduira la main droite entre la
fosse iliaque gauche et la poitrine de
l'enfant ; on la posera , comme nous
avons dit qu'il falloit le faire dans la
deuxieme position , c'est-à-dire, de maniere que le pouce et le petit doigt
soient appuyés sur les épaules'; et on
repoussera de même l'enfant, jusqu'à ce
qu'il présente le sommet de la tête ;
et de même, en repoussant , il faudra
tourner l'enfant sur le côté , de maniere que la face regarde la symphyse
sacro-iliaque gauche , et puis laisser agir
la nature.

Maniere d'opérer dans la quatrieme position.

Dans la quatrieme position [le sommet de la tête tourné vers la fosse iliaque gauche] on se placera de ce côté-
là ; on introduira la main gauche ; on
fera comme ci-dessus , retournant l'enfant , de façon que la face regarde la
symphyse sacro-iliaque droite , et laisser
tout de même faire le reste à la nature.

Il est des auteurs qui n'approuvent
pas cette méthode, qui ramene, comme
on vient de voir, la tête de l'enfant à la
position naturelle , ou autrement à l'ac-

couchement naturel, lorsqu'il présente le visage. Pour moi, je dis que quand tout va bien; qu'il n'y a point d'accidens; que les contractions sont bonnes; que la femme a des forces; que son bassin n'est pas vicié; que l'enfant n'a pas la tête trop grosse; on peut fort bien s'en tenir à cette maniere d'opérer, par laquelle on épargne bien des douleurs à la mere, qu'on ne manqueroit pas de lui causer, en en suivant une autre, et bien des fatigues à l'enfant, qui quelquefois le font périr.

Nous convenons que, si on est mandé tard; que les eaux soient depuis long-temps écoulées; qu'il se rencontre des accidens; il ne seroit pas prudent de se fier à la nature; et que faut-il faire alors? Il faut introduire la main dans la matrice, amener l'enfant à la position de la poitrine, et aller chercher les pieds; et voici ce qu'on observera.

Ce qu'il y a à observer, quand on est obligé de suivre une autre méthode d'opérer. Premiere méthode d'opérer.

Dans la premiere position du col ou du visage (le sommet de la tête tourné vers le sacrum) on introduira une main en supination, entre le sacrum et la tête de l'enfant, qu'on portera vers le fond de la matrice, en l'empoignant, appliquant

les bouts des doigts aux tempes et au
front, pour ne pas blesser les yeux ; et
la main qui ne fait rien , on l'appuyera
sur le ventre de la femme , en pressant
un peu , afin d'aider l'autre à repousser
l'enfant et à le retourner ; et on l'amenera à la premiere position de la poitrine ,
et de celle-là à celle du ventre ; après
quoi on ira chercher les pieds , qu'on
tirera de la maniere qui a été tant de fois
répétée.

Méthode d'opérer dans la seconde position.

Dans la deuxieme position de la face ou
du col (le front tourné vers le pubis) on
introduira la main renversée sur le poignet , entre le sommet de la tête , et la
symphyse du pubis : si c'est la droite ,
on portera la tête vers la fosse iliaque
gauche , l'empoignant, et la poussant vers
le fond de la matrice ; en portant ainsi la
tête vers la fosse iliaque gauche,on amenera
l'enfant à la quatrieme position de la poitrine et du bas-ventre ; et l'accouchement
se fera tel qu'on l'a dit.

Méthode d'opérer dans la troisieme position.

Dans la troisieme position du col et de
la face (le sommet de la tête tourné vers
la fosse iliaque droite) , on se placera un

peu du côté gauche de la mere ; on introduira la main gauche, qu'on appliquera sur la face de l'enfant, de maniere que les bouts des doigts portent sur les tempes e. sur le front ; on poussera peu-à-peu, de cette sorte, la tête vers la fosse iliaque droite, et puis la poitrine, de la maniere qu'il a été dit ; et tandis que la main introduite poussera ainsi la tête, l'autre main pesera un peu sur le côté gauche du ventre de la mere, pour aider à retourner l'enfant, qu'on amenera à la troisieme position de la poitrine, etc...

Méthode d'opérer dans la quatrieme position.

Enfin, dans la quatrieme position, on se placera du côté droit de la mere, et on introduira la main droite, que l'on appliquera comme dans la troisieme position ; on poussera peu-à-peu la tête vers la fosse iliaque gauche, et l'autre main sera appliquée sur le côté droit du ventre ; enfin, on amenera l'enfant à la quatrieme position de la poitrine, et ensuite à celle du ventre. Nous prévenons que, lorsque l'enfant présente le col ou le visage, et qu'on est obligé de le retourner, qu'on l'amene presque toujours mort, à cause des fatigues qu'il éprouve pendant l'opération, qui est toujours longue et difficile. Il sera donc bon d'en prévenir les parens, pour éviter des reproches et des atteintes à sa réputation.

Il arrive aussi quelquefois qu'on est mandé tard, ou que de violentes contractions ont fait engager la tête, ou que les eaux sont écoulées depuis long-temps, ou que la tête est grosse, ou que le détroit supérieur n'a pas ses diametres naturels ; alors, la face peut s'engager dans ce détroit supérieur, et y former une espece d'enclavement ; dans ce cas, on ne peut ni ramener la tête à la position naturelle, ni la repousser pour prendre les pieds ; on doit appeller un habile chirurgien qui devra employer le levier ou le forceps, comme je l'ai pratiqué, et comme le recommandent de savans accoucheurs, MM. Smelie, Levret, Baudelocque, etc.

Nota. Dans toutes les positions que peut présenter la face en devant, les jambes et les pieds sont toujours appliqués sur le dos. C'est là où on les ira prendre ; et si on ne peut les saisir tous deux à la fois, on les saisira, l'un après l'autre, selon qu'il est marqué à l'accouchement de l'enfant présentant le ventre.

Fin du Tome premier.